Zum Schulanfang

CORONAVIRUS
Übungen zu Gesundheit und Sicherheit

Für Kindergarten und erste Klasse

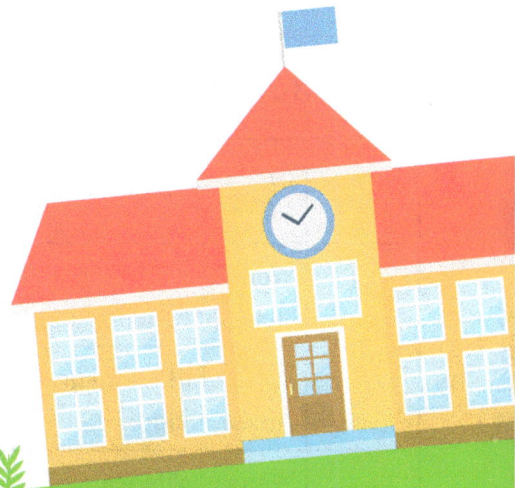

*Bitte konsultieren Sie Ihre lokalen Behörden zu den aktuellsten Erkenntnissen und Sicherheitsvorkehrungen zum Umgang mit dem Coronavirus. Bestimmte Maßnahmen, wie zum Beispiel das Tragen einer Maske, können für Kinder bestimmter Altersgruppen unpassend sein.

Liv & Blue
Publishing, LLC

Lernprotokoll

Das Coronavirus

4	Woher kommt der Name "Corona" und was bedeutet COVID-19?	😀 😊 😐 😷
6	Was ist ein Virus?	😀 😊 😐 😷
8	Wie verbreitet sich ein Virus in meinem Körper?	😀 😊 😐 😷
10	Wie überträgt sich das Virus zwischen Personen?	😀 😊 😐 😷
12	Woran erkenne ich, dass ich oder jemand anderes krank sein könnte?	😀 😊 😐 😷

Vorbeugendes Verhalten

14	Woher weiß ich, ob ich genug Abstand halte?	😀 😊 😐 😷
16	Warum ist es riskant, sich in großen Menschenansammlungen aufzuhalten?	😀 😊 😐 😷
18	Wieso hilft es mir oder anderen wenn ich eine Maske trage?	😀 😊 😐 😷
20	Warum sollte ich meine Freunde nicht umarmen oder ihnen die Hand geben?	😀 😊 😐 😷
22	Warum sollten wir unsere Schreibmaterialien nicht gemeinsam benutzen?	😀 😊 😐 😷
24	Wieso kann ich krank werden, wenn ich mein Gesicht berühre?	😀 😊 😐 😷
26	Wieso reduziert Lüften das Risiko krank zu werden?	😀 😊 😐 😷

Hygiene

28	Was sollte ich tun, wenn ich husten oder niesen muss?	😀 🙂 😟 😵
30	Wie sollte ich meine Hände waschen, damit sie wirklich sauber sind?	😀 🙂 😟 😵
32	Funktioniert Händedesinfektionsmittel genauso gut wie Seife und Wasser?	😀 🙂 😟 😵

Ernährung

| 34 | Wieso ist es gut viel zu trinken wenn man Krankheiten bekämpfen will? | 😀 🙂 😟 😵 |
| 36 | Was muss ich essen um gesund zu bleiben? | 😀 🙂 😟 😵 |

Physische Aktivität

38	Warum sind Sport und Bewegung gut für mich?	😀 🙂 😟 😵
40	Was kann ich mit meinen Freunden spielen wenn ich Abstand halten muss?	😀 🙂 😟 😵
42	Wieviel Schlaf brauche ich, um gesund zu bleiben?	😀 🙂 😟 😵

Dokumentiere deinen Lernfortschritt und reflektiere deine Erfahrungen! Wie hast du dich bei den verschiedenen Übungen gefühlt?

😀 Toll! Das hat so viel Spaß gemacht und ich habe sehr viel gelernt!

🙂 Gut. Das war interessant und ich habe alles verstanden.

😟 Mittelmäßig. Es war etwas schwierig, aber ich habe trotzdem etwas gelernt.

😵 Schlecht. Das war schwierig und ich habe es immer noch nicht verstanden.

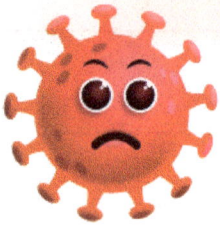

Woher kommt der Name "Corona" und was bedeutet COVID-19?

Verbinde die Zahlen und male die entstandene Fläche rot aus. Verbinde anschließend die Buchstaben und male die Fläche gelb aus.

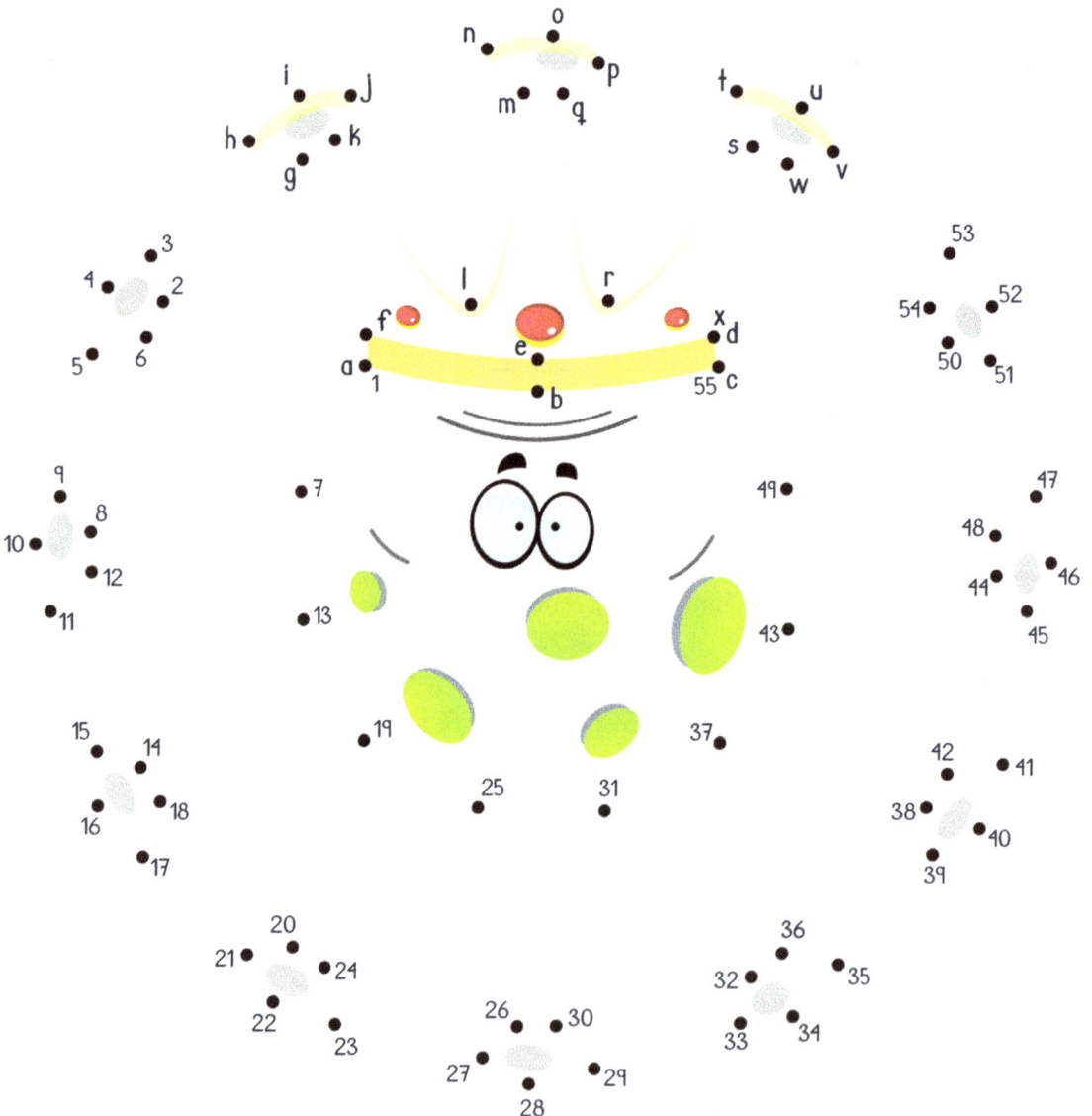

Vervollständige das Puzzle indem du die fehlenden Teile rot anmalst und die richtigen Buchstaben einträgst.

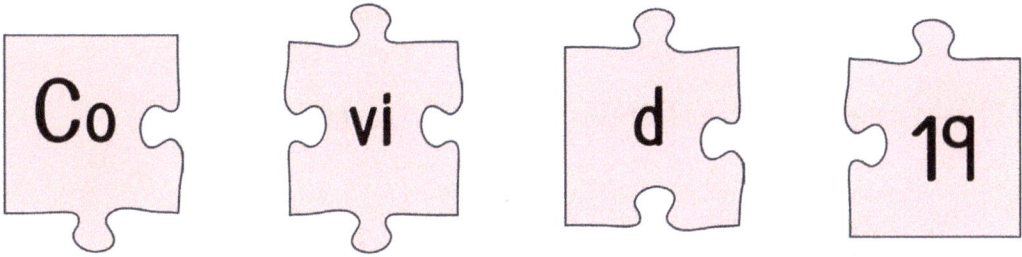

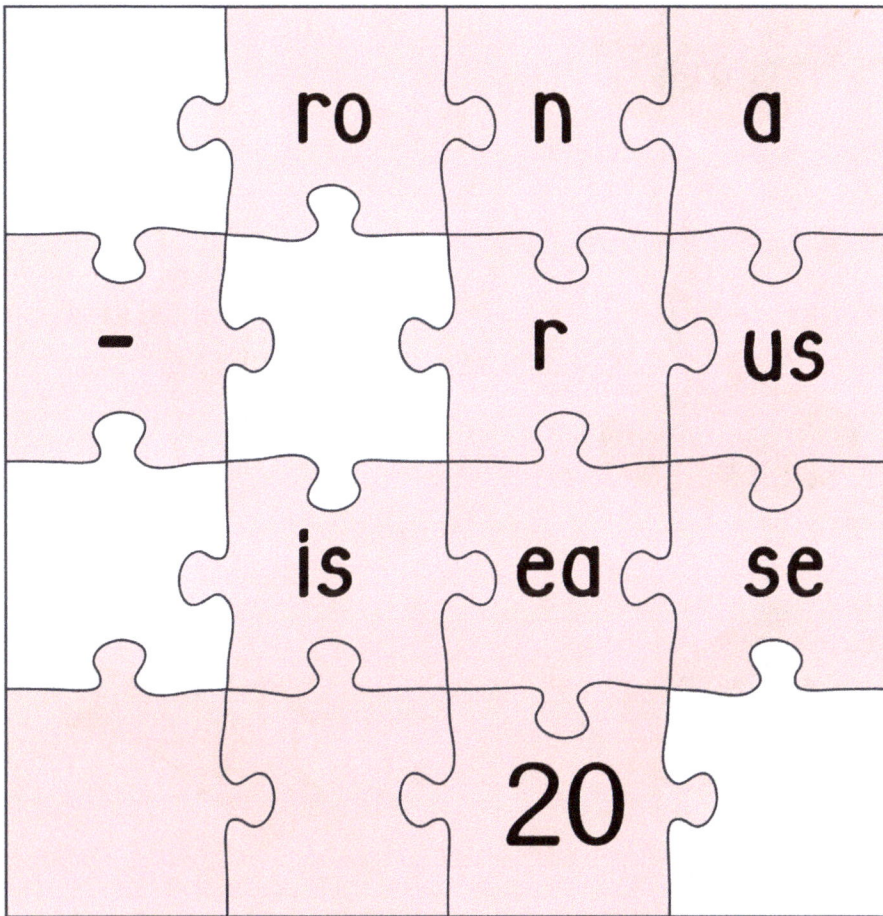

Co **vi** **d** **19**

ro **n** **a**

- **r** **us**

is **ea** **se**

20

Das Virus sieht aus wie eine Krone und Corona heißt "Krone" auf Latein. Covid-19 ist der Name der Krankheit, die durch das Virus verursacht wird:
Co (Corona) **Vi** (Virus) **D** (Disease: Englisch für "Krankheit") **-19** (entdeckt in 2019).

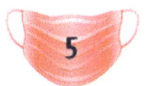

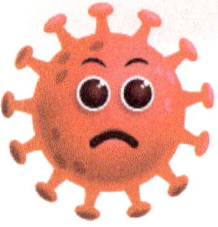

WAS ist ein Virus?

Male Blumensamen überall dorthin wo sie wachsen können.

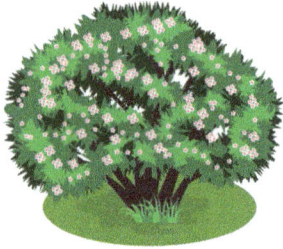

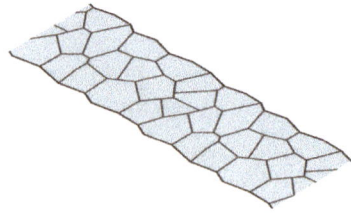

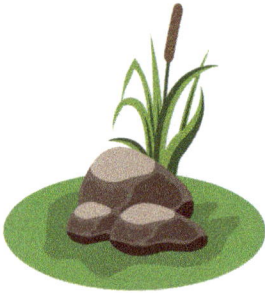

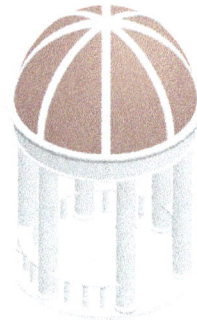

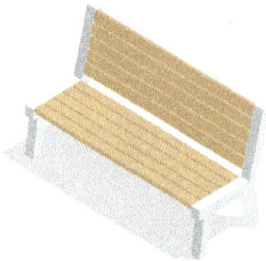

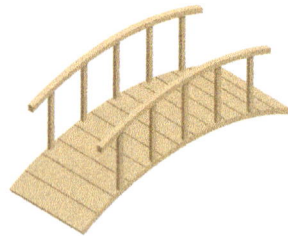

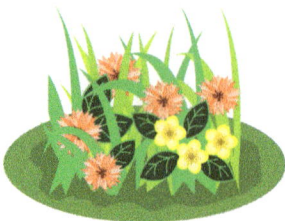

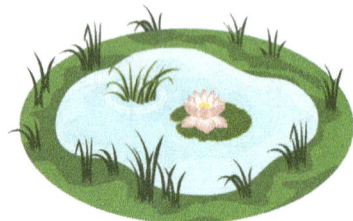

Male Viren überall dorthin wo sie sich vermehren können.

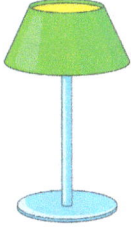

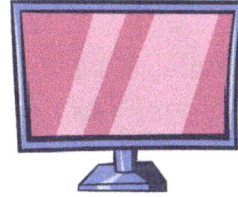

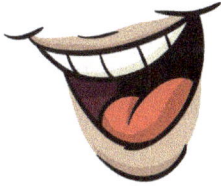

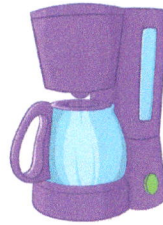

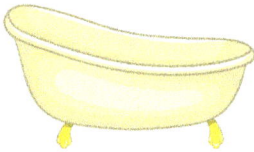

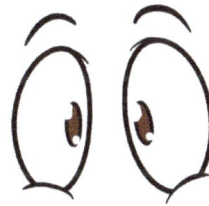

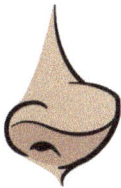

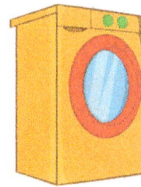

Es ist schwierig zu sagen, ob ein Virus zu den Lebewesen gehört. Viren sind Krankheitserreger und können sich nicht von alleine fortpflanzen, sie brauchen dazu einen Wirt, also die Zellen in unserem Körper.

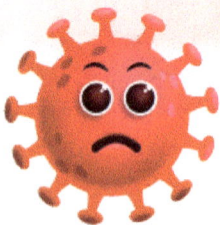

Wie verbreitet sich ein Virus in meinem Körper?

Schau dir die Bildfolge unten an. Vervollständige dann die weißen Kästchen auf der nächsten Seite mit den fehlenden Bildern und zeige so, wie sich Viren fortpflanzen und mehr Zellen anstecken.

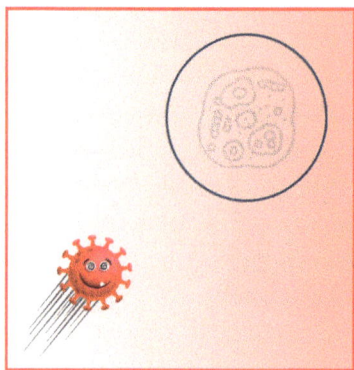

1. Virus findet eine Zelle.

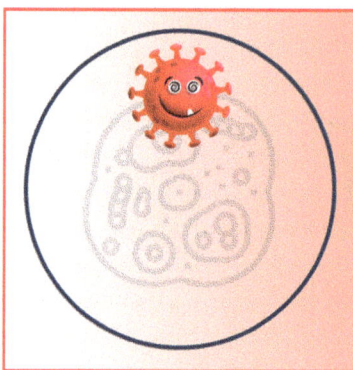

2. Virus dringt in die Zelle ein.

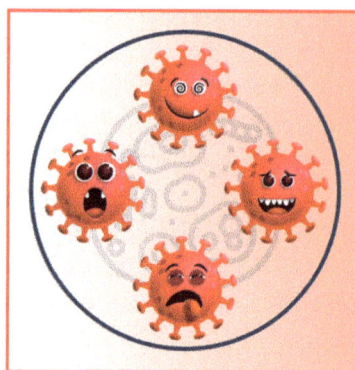

3. Virus kopiert sich selbst in der Zelle.

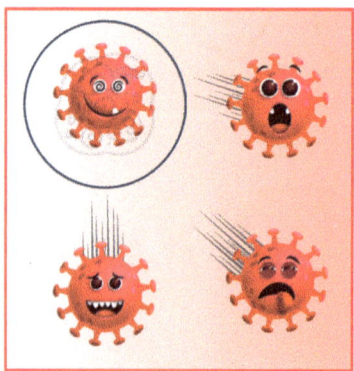

4. Neue Viren verlassen die Zelle.

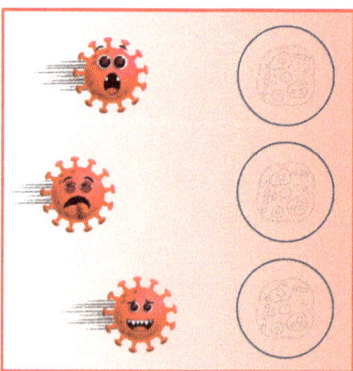

5. Neue Viren finden andere Zellen.

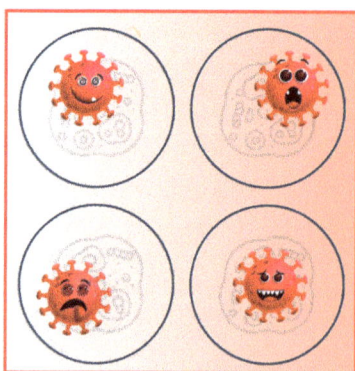

6. Neue Viren dringen in die anderen Zellen ein...

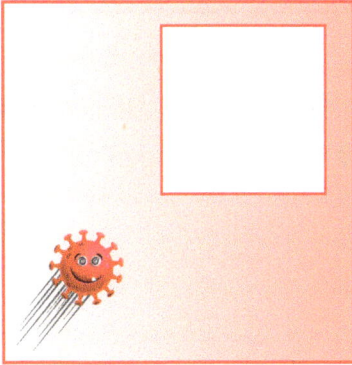

1. Virus findet eine Zelle.

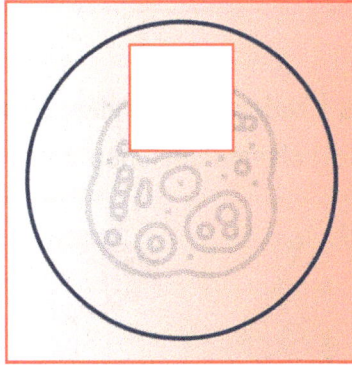

2. Virus dringt
in die Zelle ein.

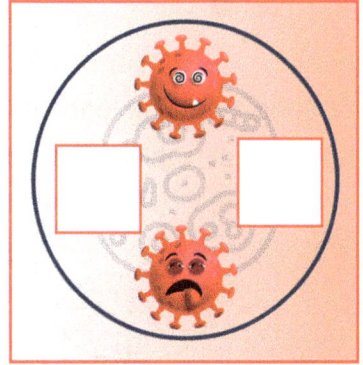

3. Virus kopiert sich
selbst in der Zelle.

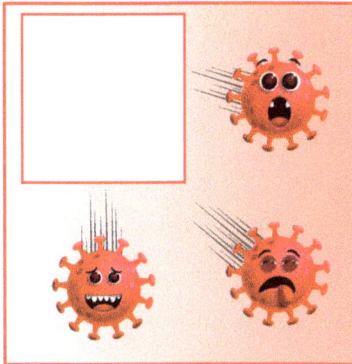

4. Neue Viren
verlassen die Zelle.

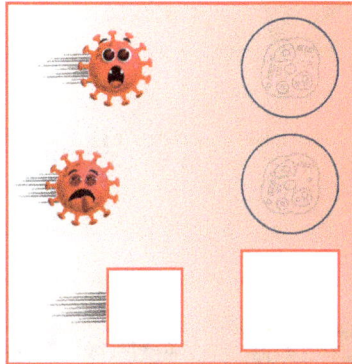

5. Neue Viren finden
andere Zellen.

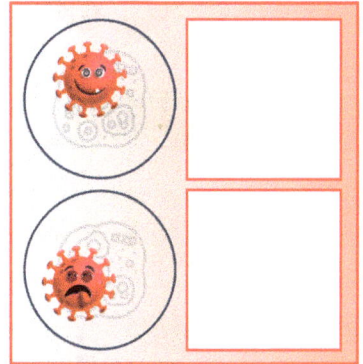

6. Neue Viren dringen in
die anderen Zellen ein...

Ein Virus pflanzt sich fort, indem es sich selbst innerhalb einer Zelle kopiert und dann diese Kopien in den Körper abgibt um weitere Zellen zu "erobern" und dort weitere Kopien herzustellen.

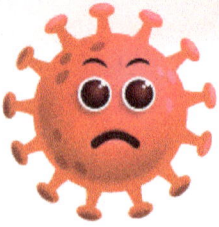

Wie überträgt sich das Virus zwischen Personen?

Zeichne eine Linie entlang des Pfades von Händen, Nasen, Mündern und Augen, den ein Virus einschlägt um sich von einem Menschen zum nächsten zu bewegen.

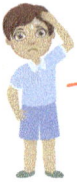

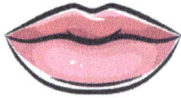

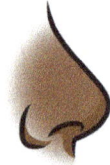

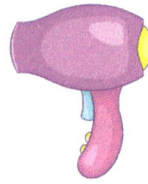

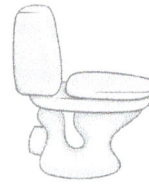

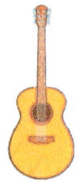

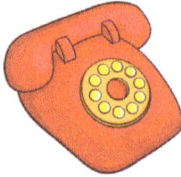

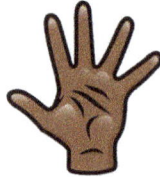

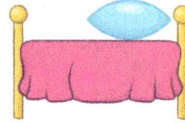

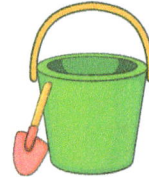

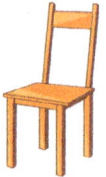

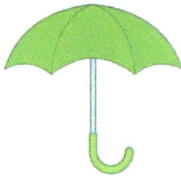

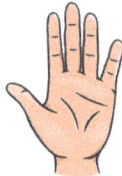

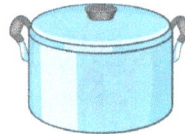

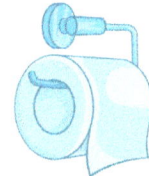

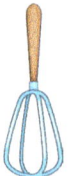

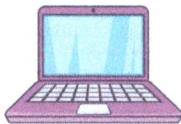

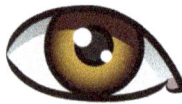

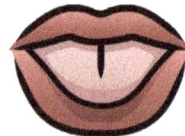

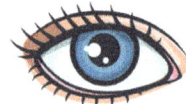

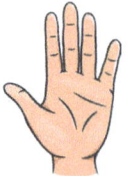

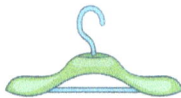

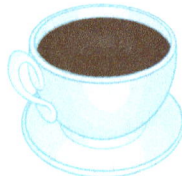

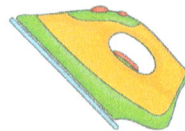

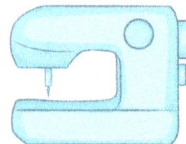

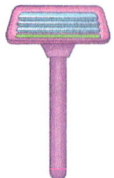

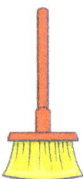

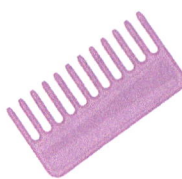

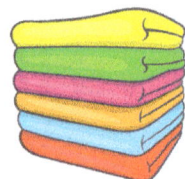

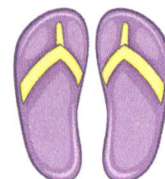

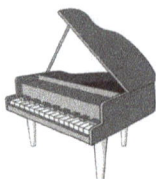

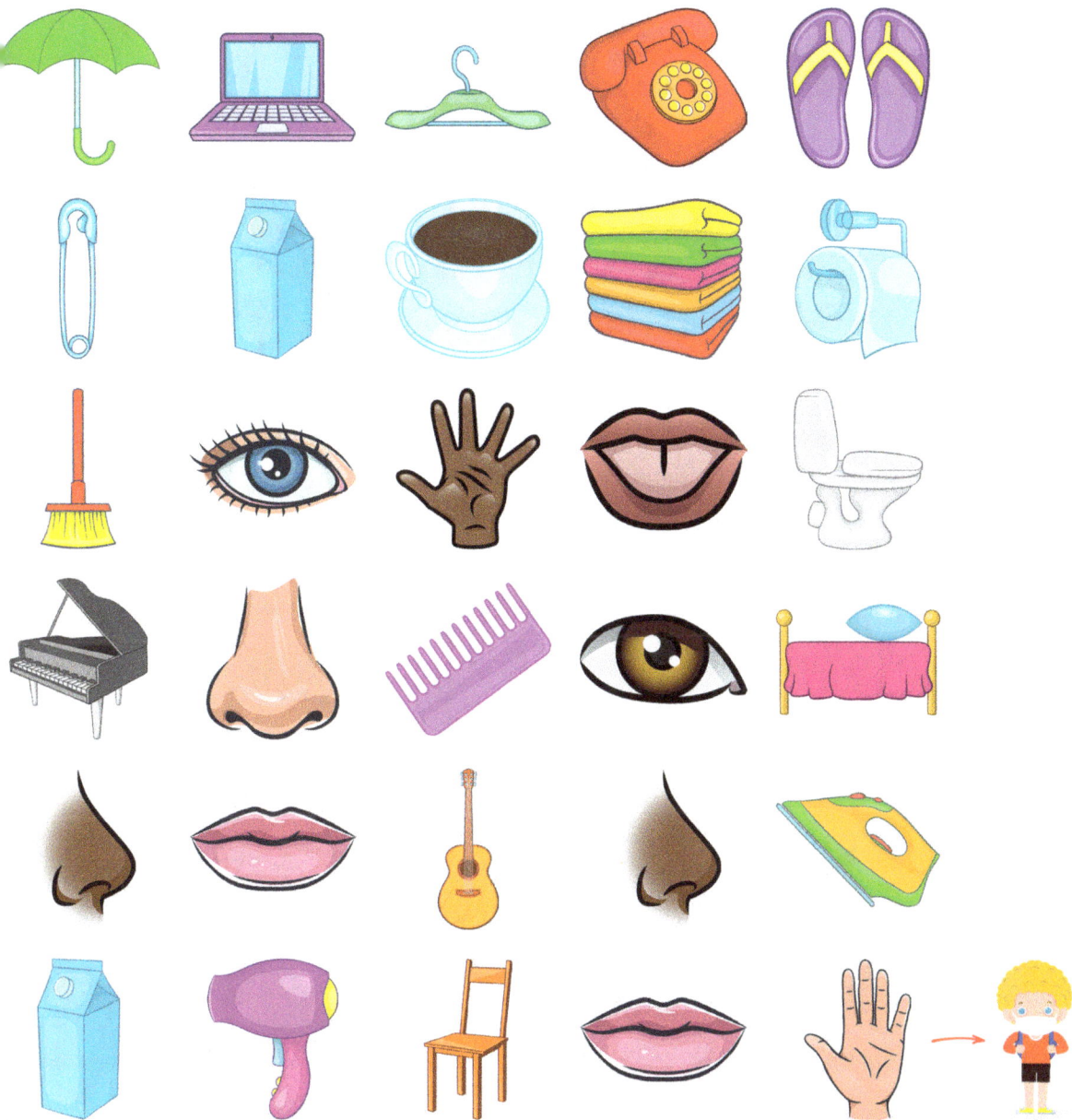

Das Coronavirus befällt häufig unsere Lunge, deshalb kann es beim Husten oder Niesen ausgestoßen werden und sich auf jemanden anderes übertragen, der es einatmet oder berührt.

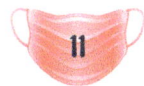

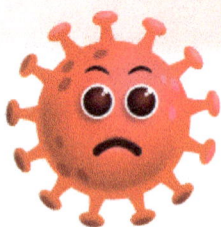

Woran erkenne ich, dass ich oder jemand anderes krank sein könnte?

Kreise alle Kinder ein, die krank wirken.

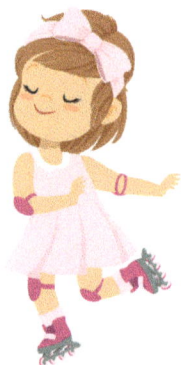

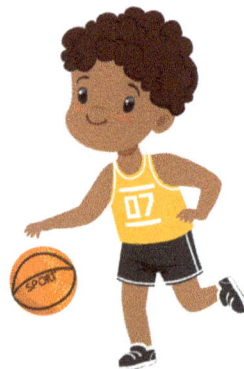

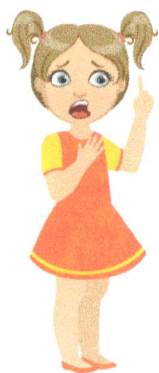

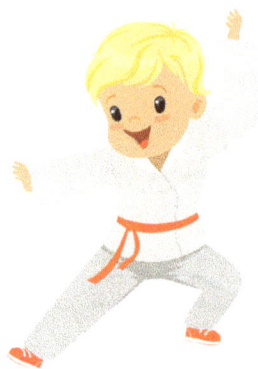

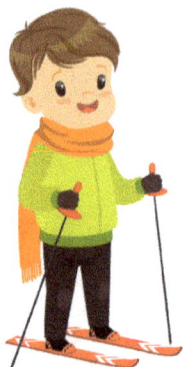

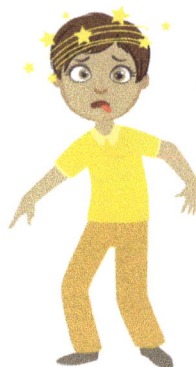

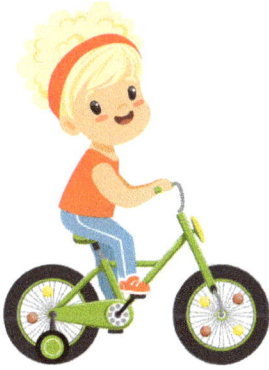

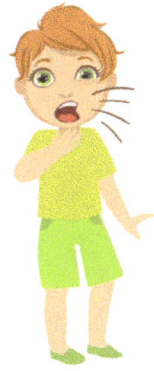

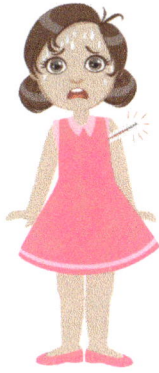

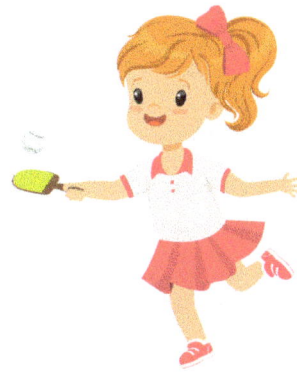

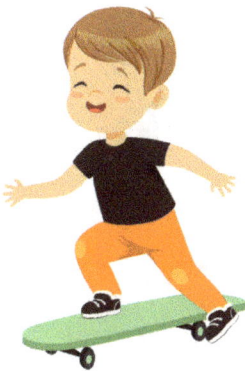

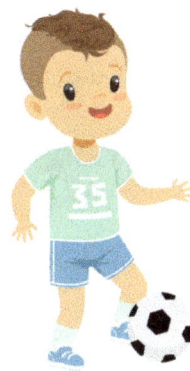

Einige der Symptome für die Krankheit sind Husten, fieber, Kopf- oder Halsschmerzen. Wenn du dich krank fühlst, bleib zuhause und gehe nicht in die Schule.

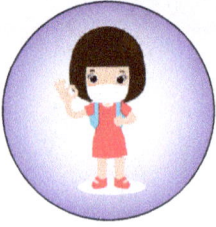

Woher weiß ich, ob ich genug Abstand halte?

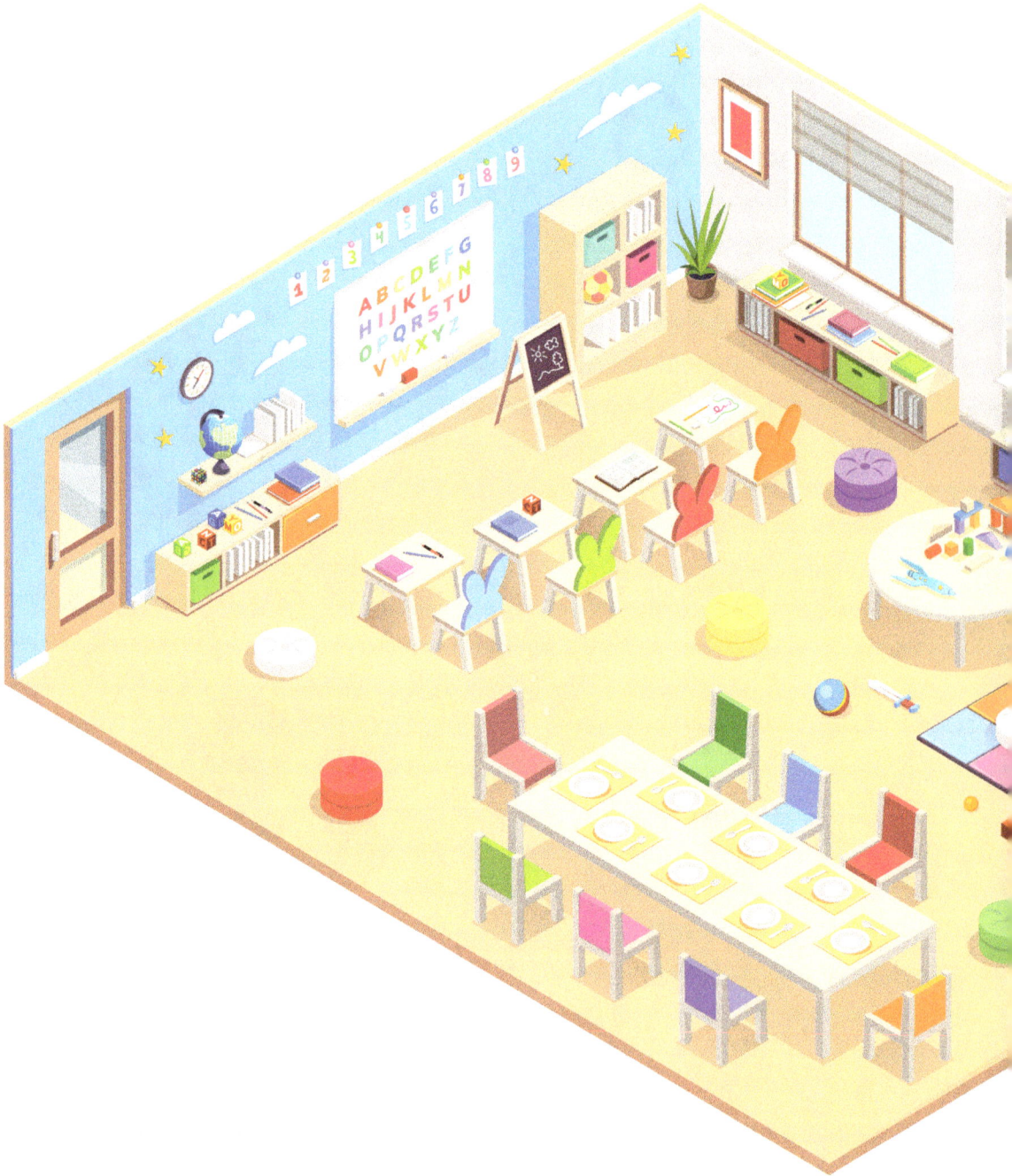

Zeichne deine Freunde und dich selbst wie ihr im Klassenzimmer unten mit ausreichend Abstand voneinander am Unterricht teilnehmt.

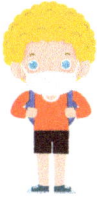

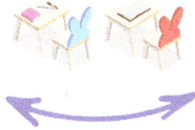

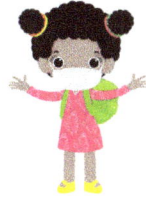

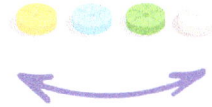

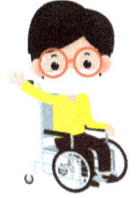

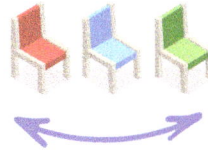

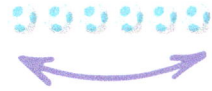

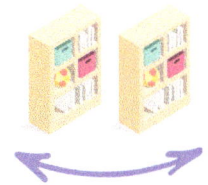

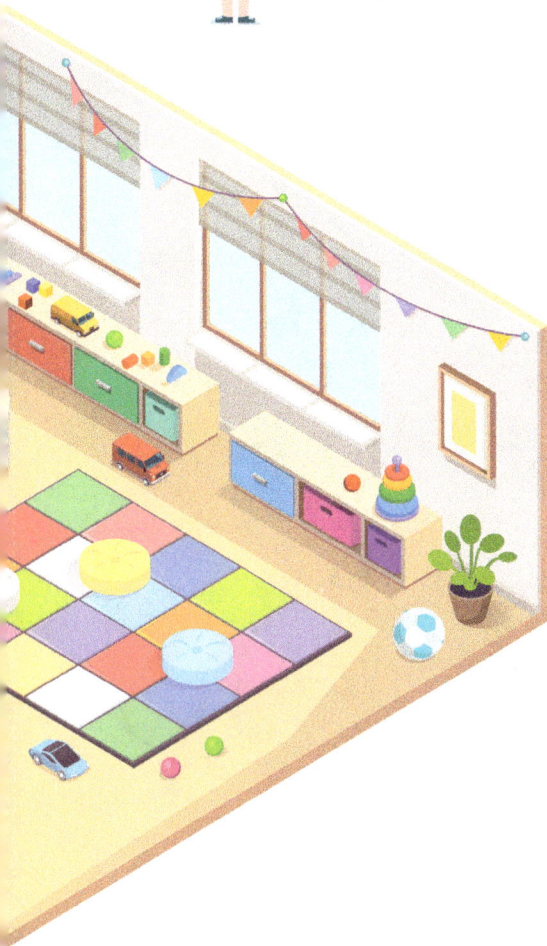

Die übliche Abstandsempfehlung beträgt 1,5 Meter. Wenn du dir zwischen dir und einen Freunden einen Gegenstand vorstellst, der 1,5 Meter lang ist, kannst du den Abstand besser einhalten.

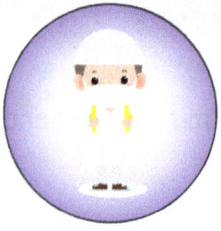

Warum ist es riskant, sich in großen Menschenansammlungen aufzuhalten?

Male so viele Figuren aus wie du kannst, ohne dass die Farben sich überschneiden.

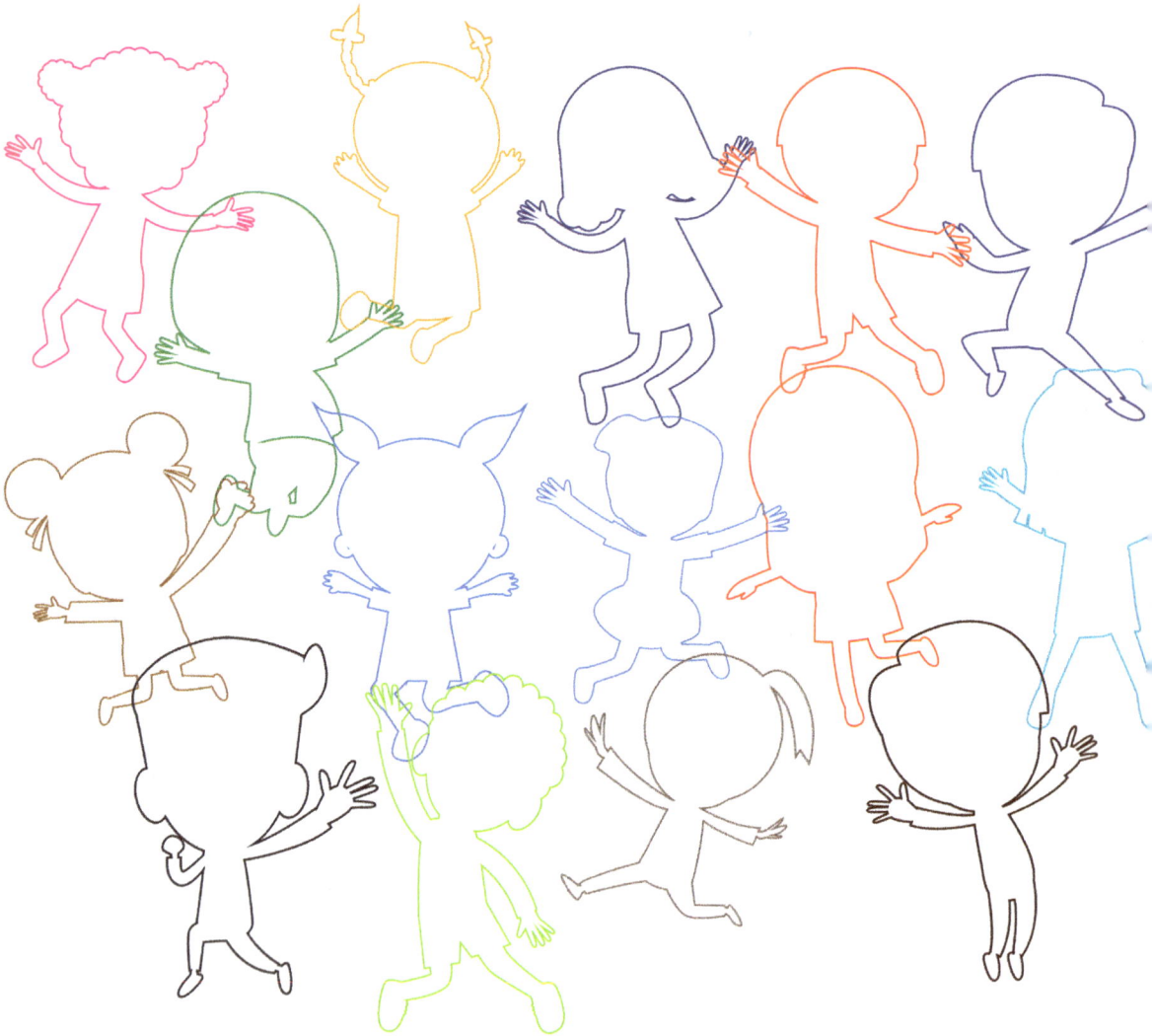

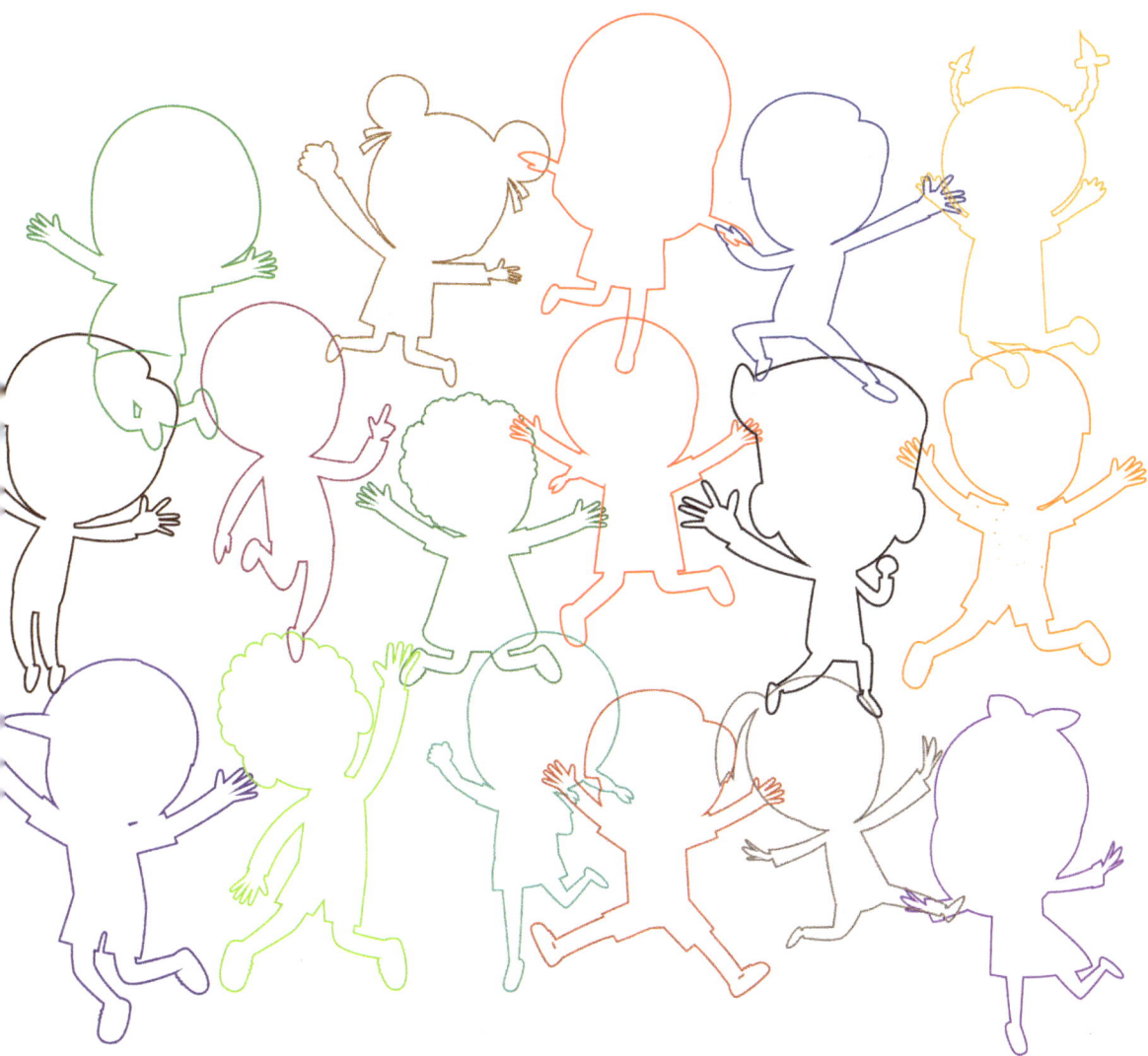

Das Coronavirus wird von Mensch zu Mensch übertragen. Je mehr Menschen sich in einer Gruppe befinden, desto größer ist die Wahrscheinlichkeit, dass jemand krank ist. Menschenmengen zu vermeiden bedeutet Krankheiten zu vermeiden.

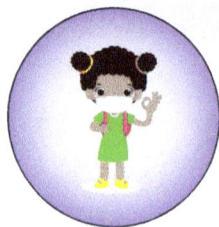

Wieso Hilft es mir oder Anderen wenn ich eine Maske trage?

Hilf dem Virus den Weg aus dem Mund in die Maske zu finden.

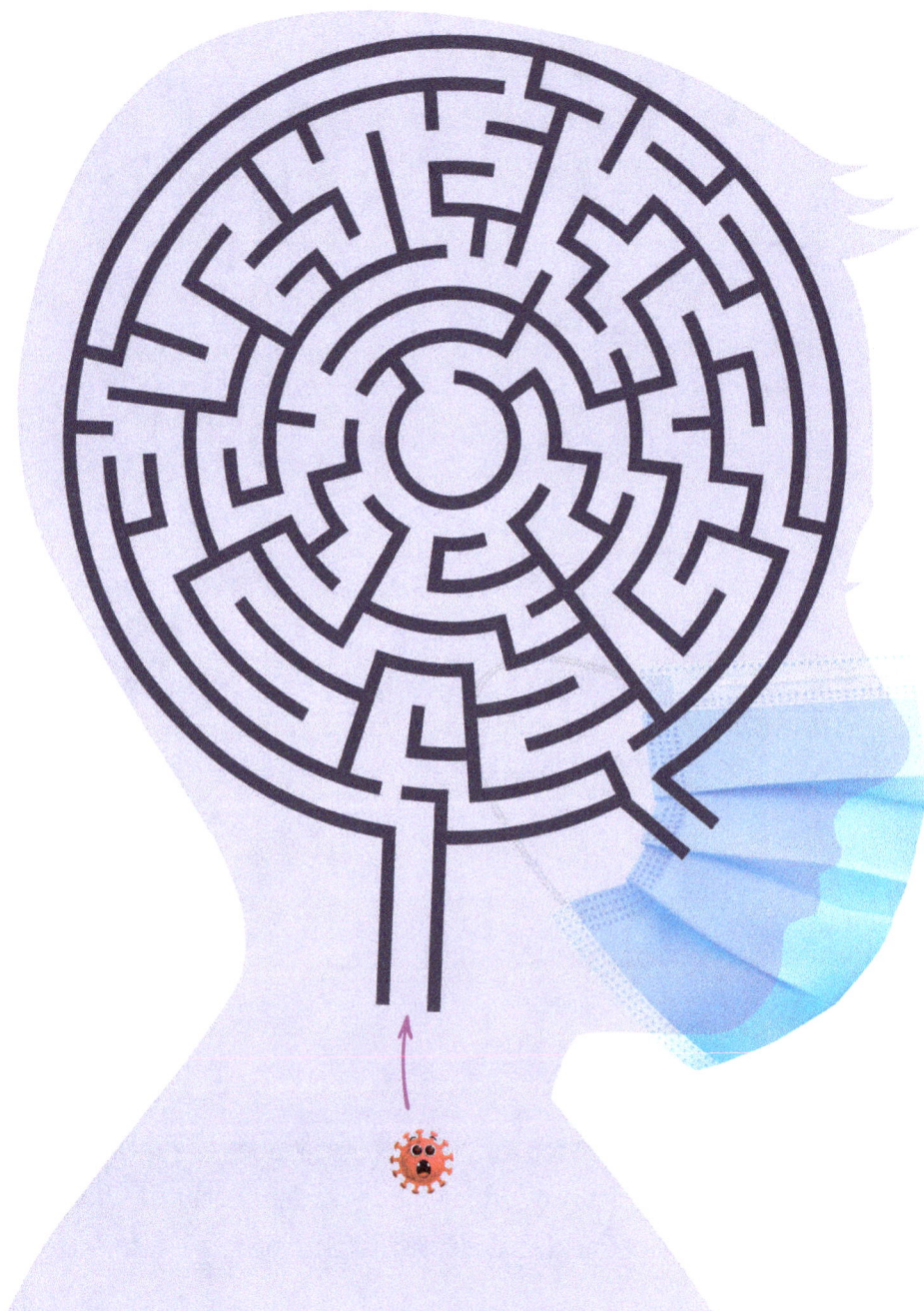

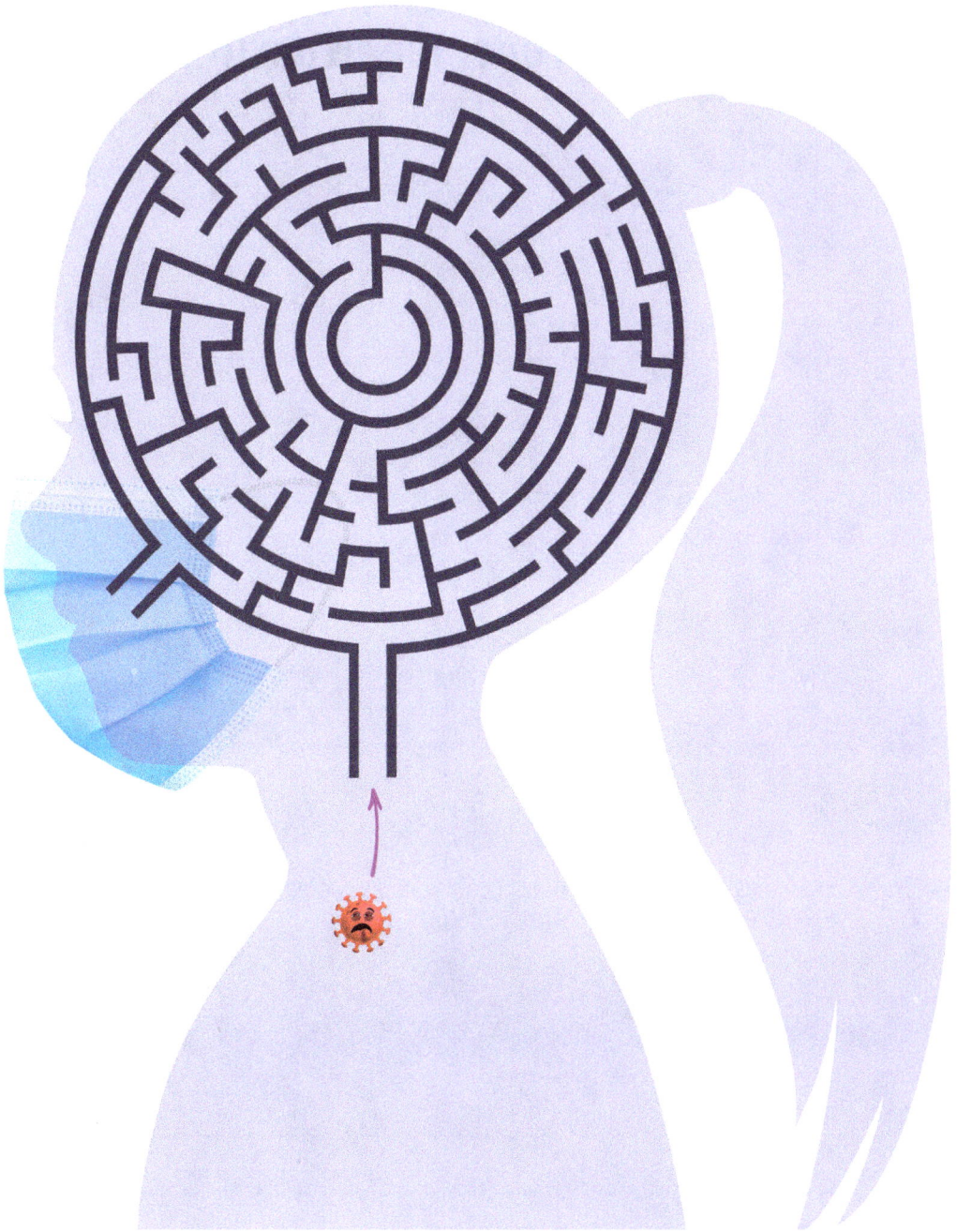

Das Coronavirus verbreitet sich über kleine Schwebeteilchen, die aus Nase und Mund kommen wenn wir sprechen oder husten. Masken fangen viele dieser Schwebeteilchen ab und können so andere Personen vor Ansteckung schützen.

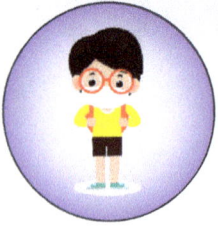

Warum sollte ich meine Freunde nicht umarmen oder ihnen die Hand geben?

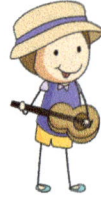

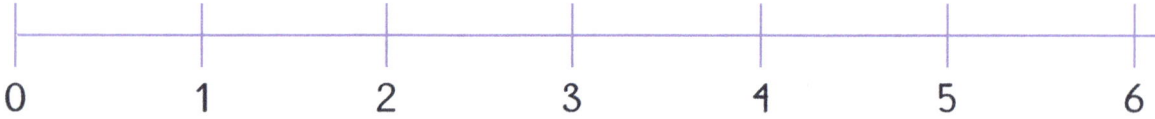

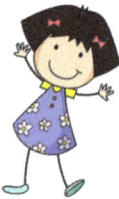

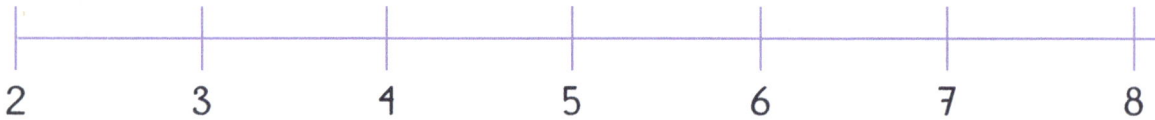

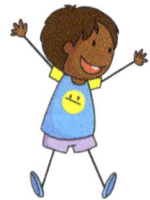

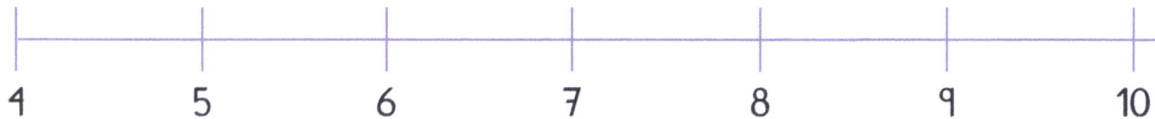

0	1	2	3	4	5	6

2	3	4	5	6	7	8

4	5	6	7	8	9	10

Zähle die Schritte zwischen den Kindern auf jeder Leiste und schreibe die Anzahl der Schritte in das Zahlenkästchen. Wenn die Zahl 6 oder höher ist, male das Zahlenkästchen grün aus (ABSTAND REICHT AUS). Wenn die Zahl 5 oder niedriger ist, male das Kästchen rot aus (ABSTAND REICHT NICHT AUS).

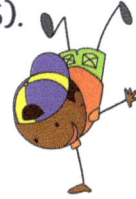

Zahlenkästchen

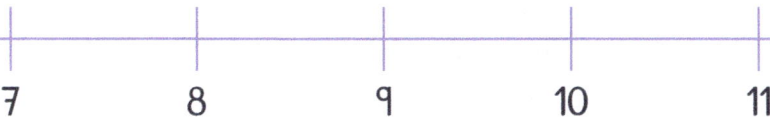

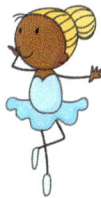

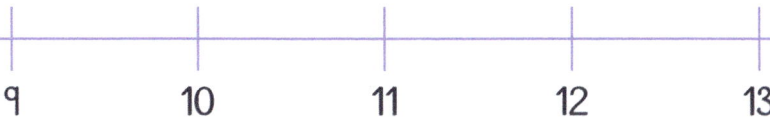

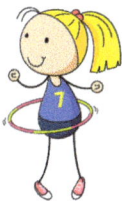

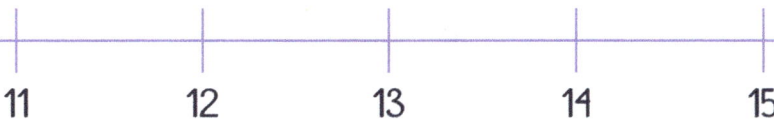

7   8   9   10   11

Zahlenkästchen

9   10   11   12   13

Zahlenkästchen

11   12   13   14   15

Physischer Kontakt mit anderen Menschen macht es dem Virus leichter, sich zwischen Personen zu verbreiten.

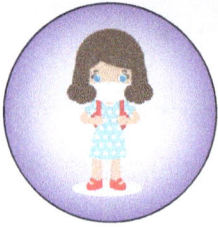

WARUM SOLLTEN WIR UNSERE SCHREIBMATERIALIEN NICHT GEMEINSAM BENUTZEN?

Schreibe die Lösung der Matheaufgaben in die Kästchen für die Wochentage und zeichne dann die übrigen Viren auf die Gegenstände.

Montag

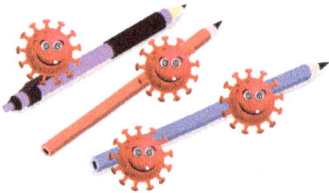

4

Dienstag

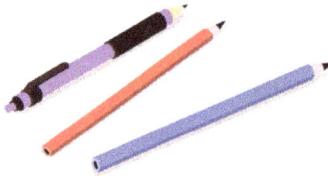

$4 - 1 = $ ___

Mittwoch

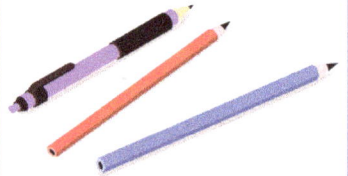

$3 - 1 = $ ___

Donnerstag

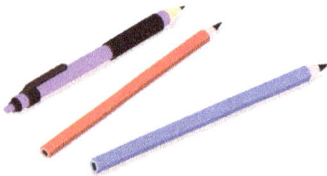

$2 - 1 = $ ___

Freitag

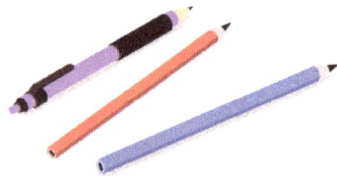

$1 - 1 = $ ___

Samstag	Sonntag	Montag
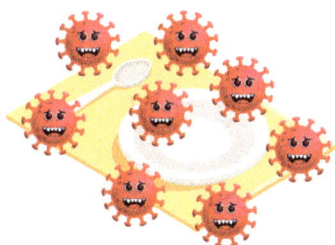	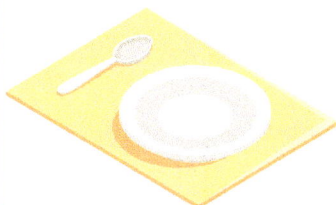	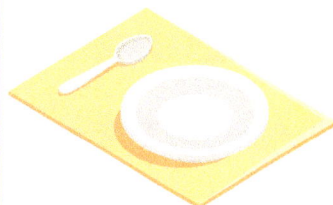
8	8 - 2 = ___	6 - 2 = ___

Dienstag	Mittwoch
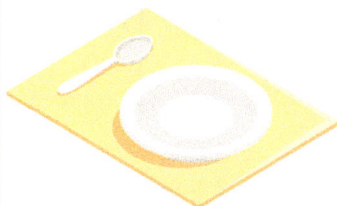	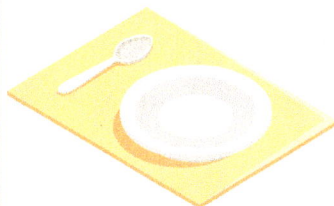
4 - 2 = ___	2 - 2 = ___

Das Coronavirus kann auf Löffeln, Stiften und anderen Gegenständen bis zu ein paar Tagen überleben. Materialien gemeinsam zu benutzen kann das Virus zwischen Schülern verbreiten.

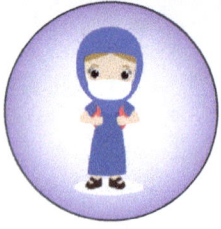

Wieso kann ich krank werden, wenn ich mein Gesicht berühre?

Male die Zahlenfelder mit der richtigen Farbe aus. Welche Felder bleiben weiß?

1 → rot
2 → orange
3 → gelb
4 → grün
5 → blau
6 → lila
7 → rosa
8 → braun
9 → schwarz

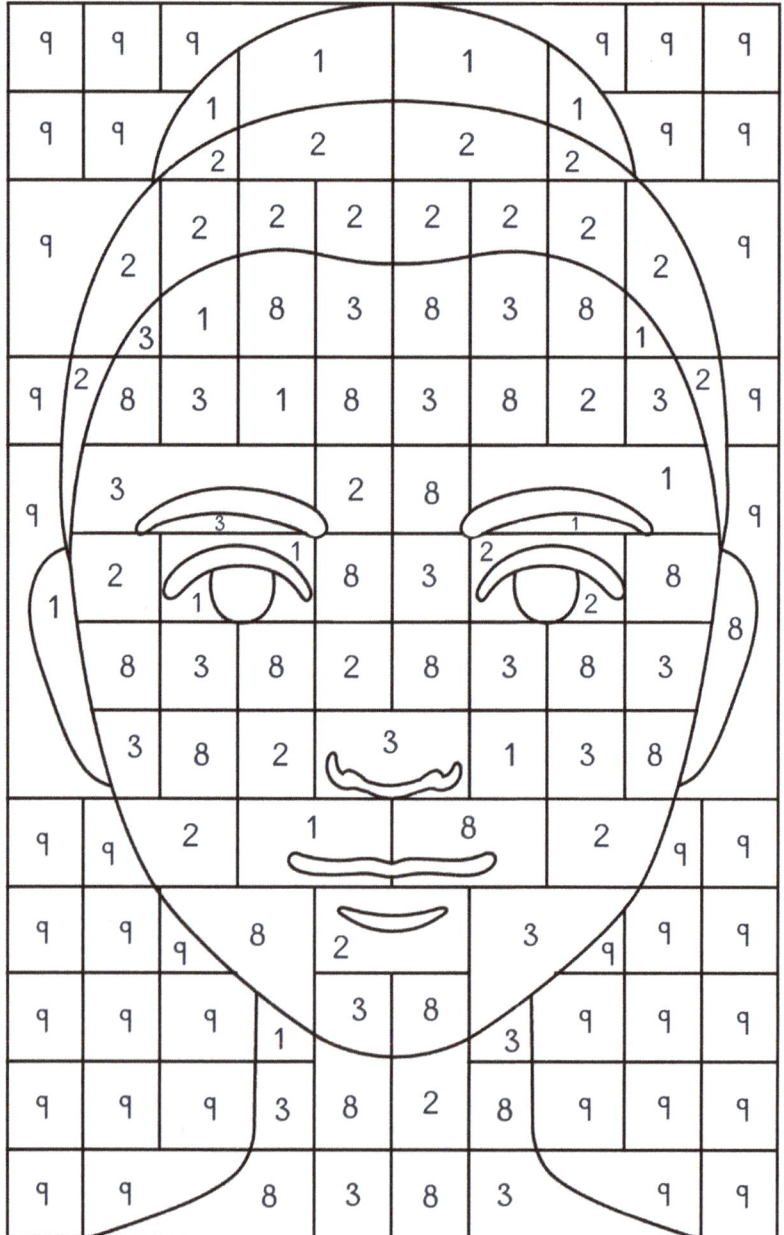

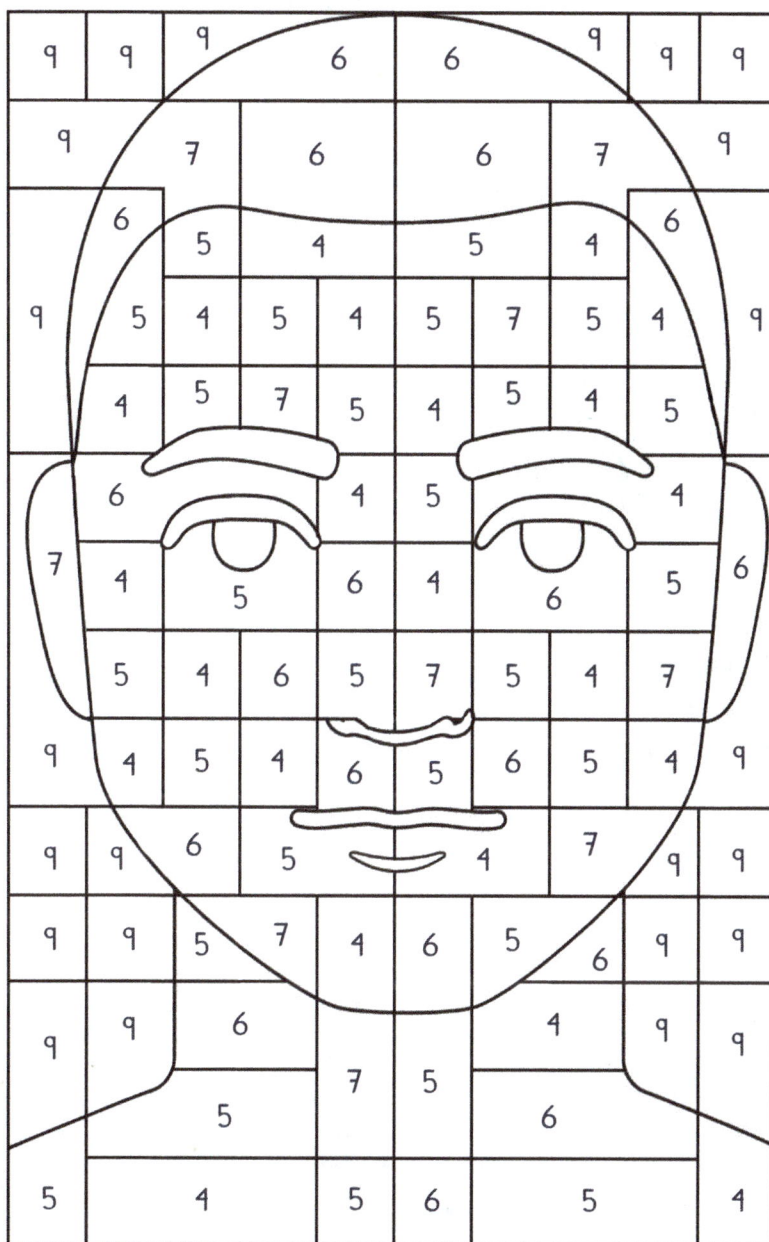

Das Coronavirus kann über deine Augen, deine Nase oder den Mund in deinen Körper eindringen wenn du eine infizierte Fläche anfasst und dann dein Gesicht berührst.

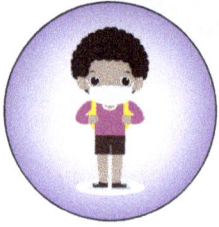

Wieso reduziert Lüften das Risiko krank zu werden?

Zähle die Tröpfchen die von dem Lüftchen weggeblasen wurden und notiere sie unter den Bildern. Streiche dann die jeweilige Anzahl von Tröpfchen im fenster durch.

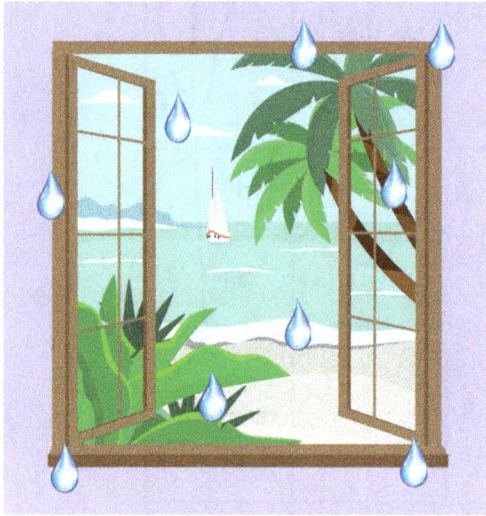

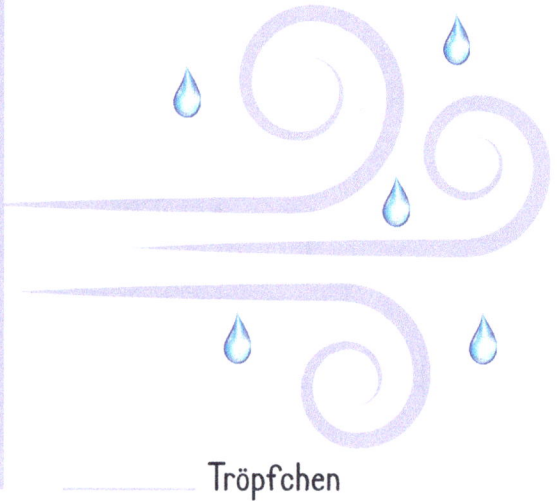

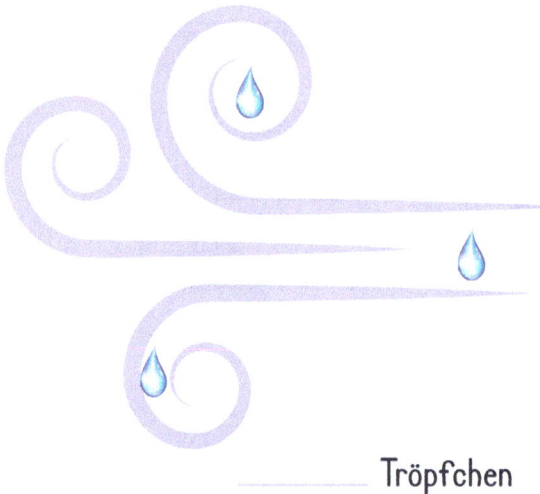

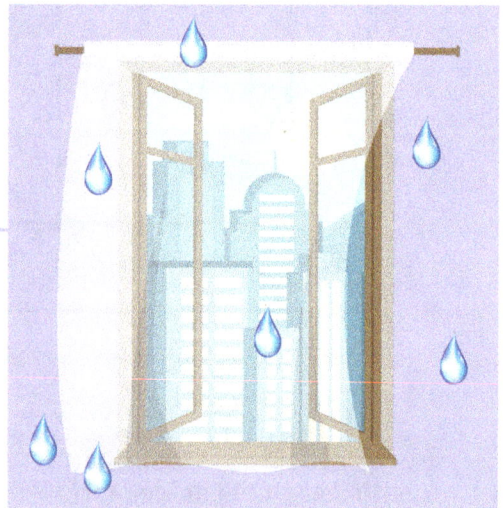

_____ Tröpfchen

_____ Tröpfchen

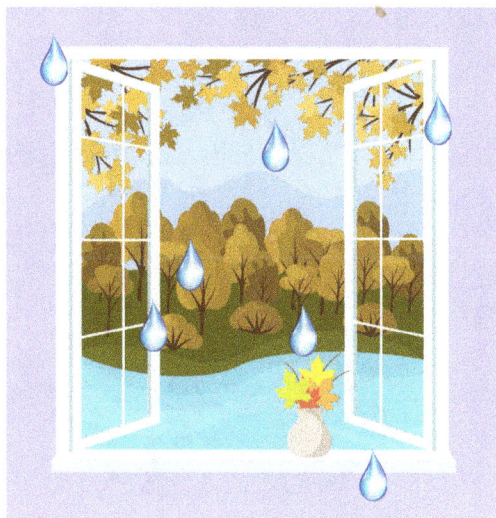
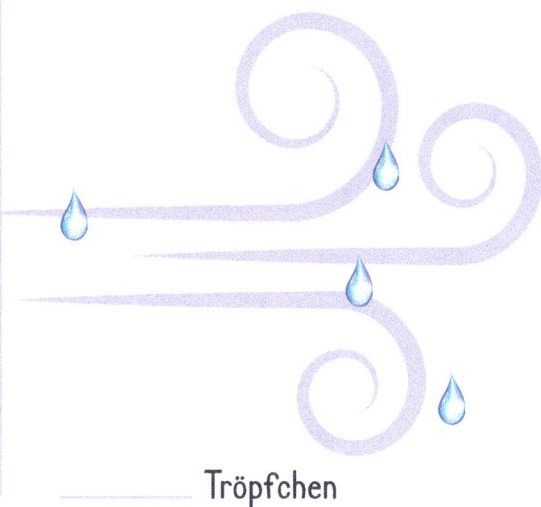

Tröpfchen

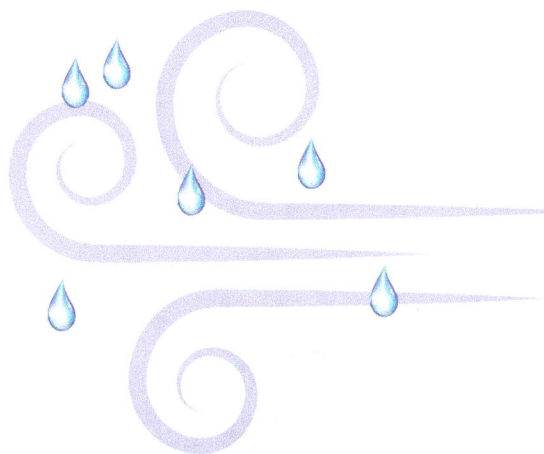
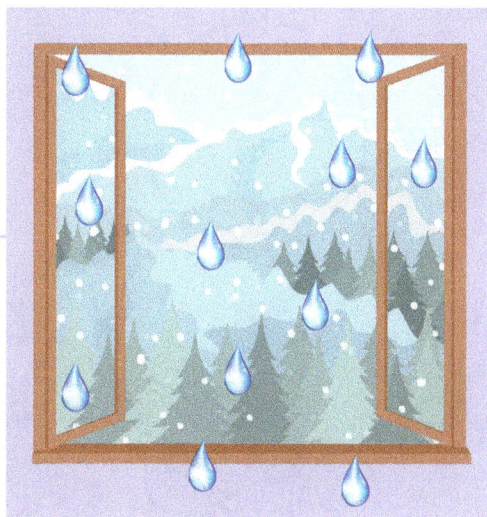

Tröpfchen

Wenn ein Zimmer gut gelüftet wird, bleiben Tröpfchen, die wir aus unseren Lungen ausgeatmet haben, nicht so lange in der Luft.

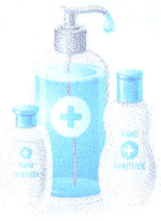

Was sollte ich tun, wenn ich husten oder niesen muss?

Male alle Gegenstände aus, die du normalerweise mit deinen Händen anfasst. Gibt es auch Gegenstände, die du mit den Ellenbogen berührst?

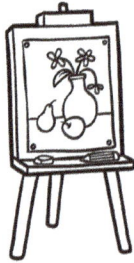

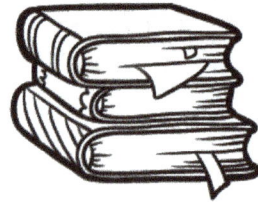

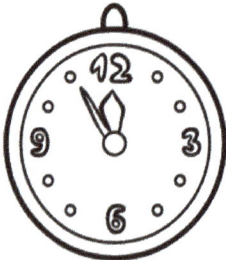

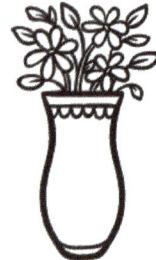

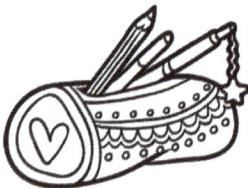

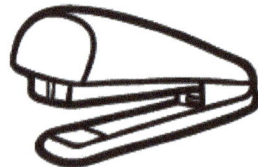

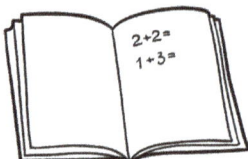

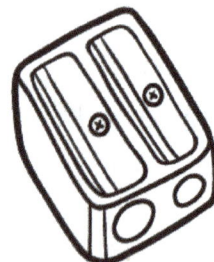

2+2=
1+3=

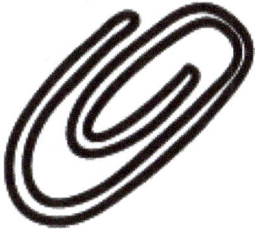

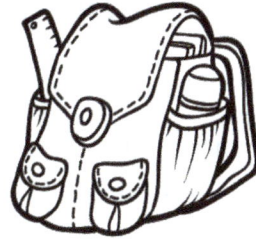

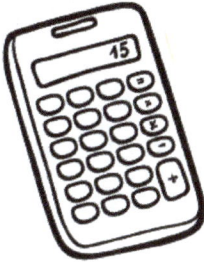

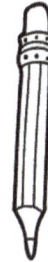

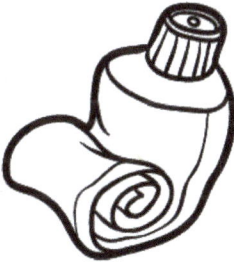

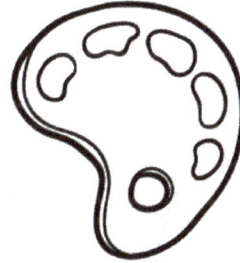

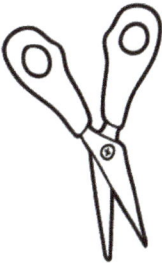

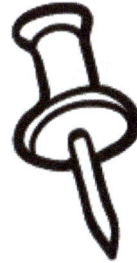

Wenn du kein Taschentuch zur Hand hast, ist es besser, in die Armbeuge zu niesen oder zu husten als in die Hände, weil du die Dinge meistens mit deinen Händen berührst und selten mit deinen Ellenbogen/Armbeugen.

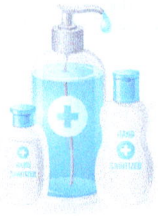

Wie sollte ich meine Hände waschen, damit sie wirklich sauber sind?

Bringe die Schritte zum Händewaschen in die richtige Reihenfolge und male sie auf der nächsten Seite nochmal auf.

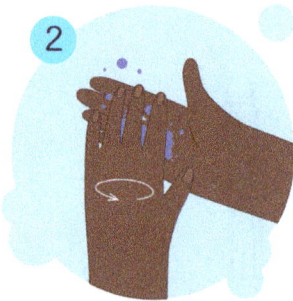

2 — Wasche die Handflächen.

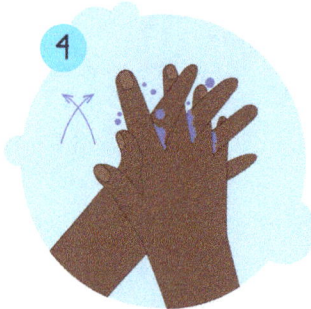

4 — Wasche die Fingerzwischenräume.

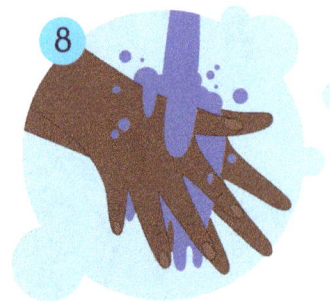

8 — Spüle die Hände ab.

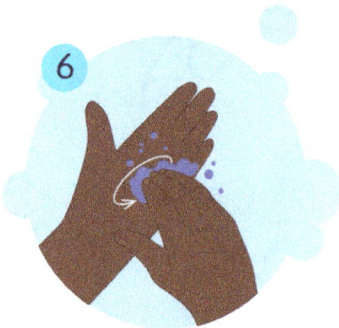

6 — Reibe die Fingerspitzen in der Handfläche.

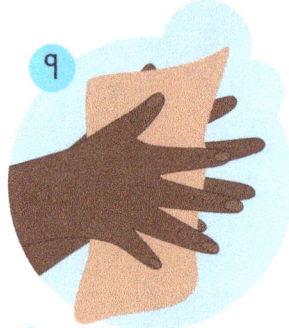

9 — Trockne die Hände mit dem Handtuch ab.

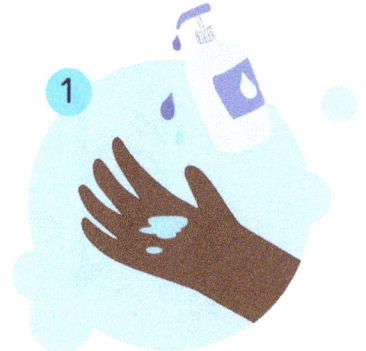

1 — Verwende Seife.

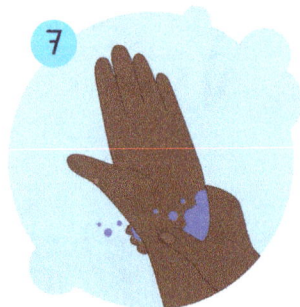

7 — Wasche die Handgelenke.

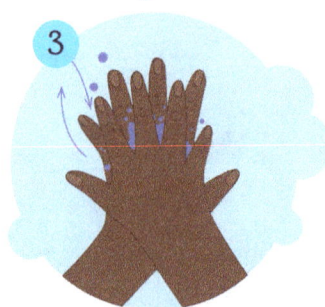

3 — Wasche die Handrücken.

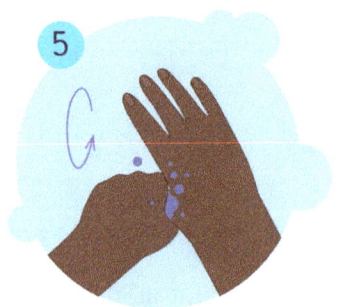

5 — Wasche die Daumen.

Wasche deine Hände für mindestens 20 Sekunden mit Seife und warmem Wasser,
und denke auch an die fingerspitzen und den Handrücken.

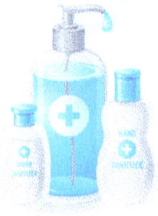

Funktioniert Händedesinfektionsmittel genauso gut wie Seife und Wasser?

Umfahre deine linke Hand auf dieser Seite und die rechte Hand auf der nächsten Seite mit einem Bleistift. Streiche dann alle Viren auf deinen Händen mit einem blauen "Desinfektionsstift" durch.

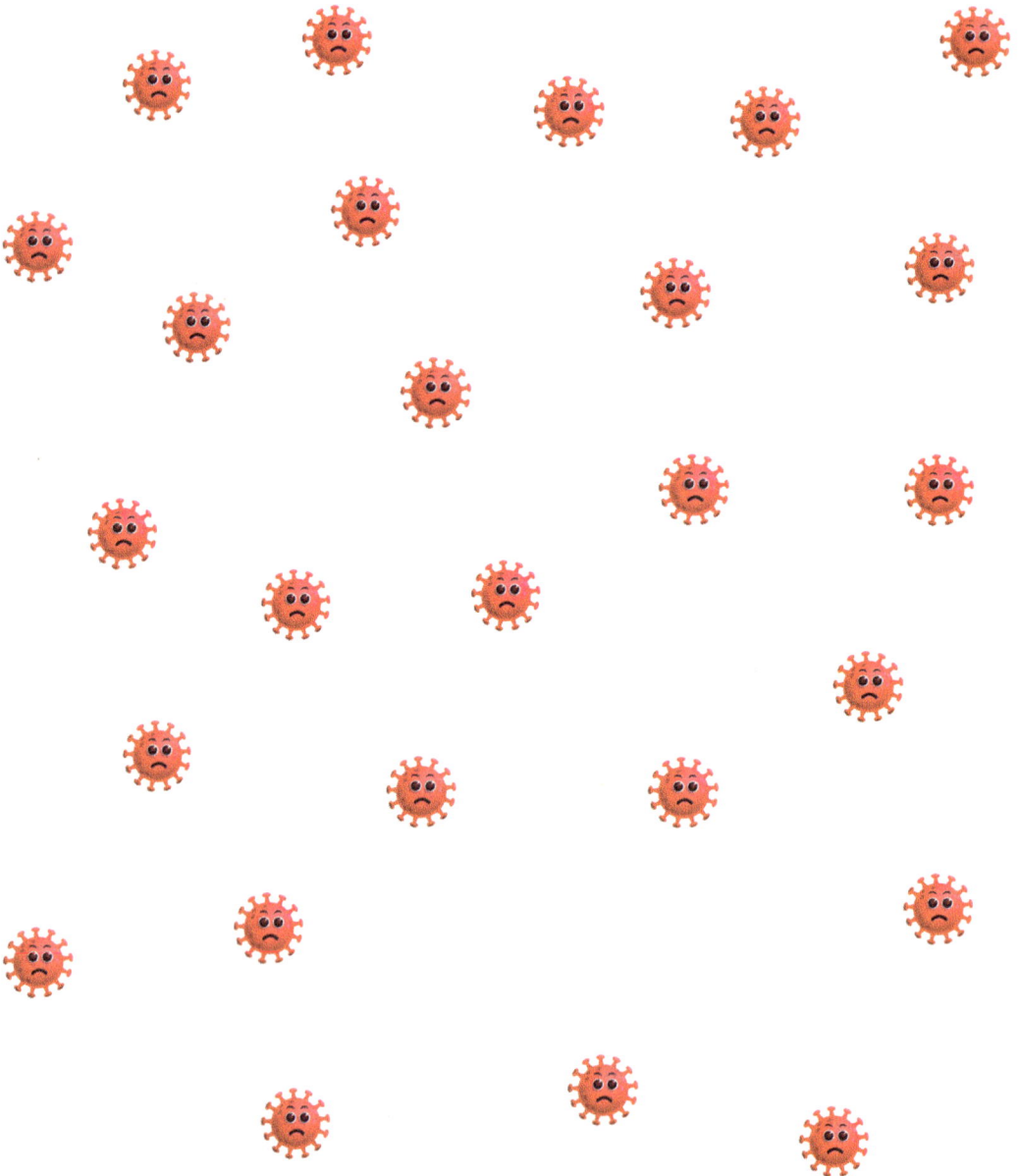

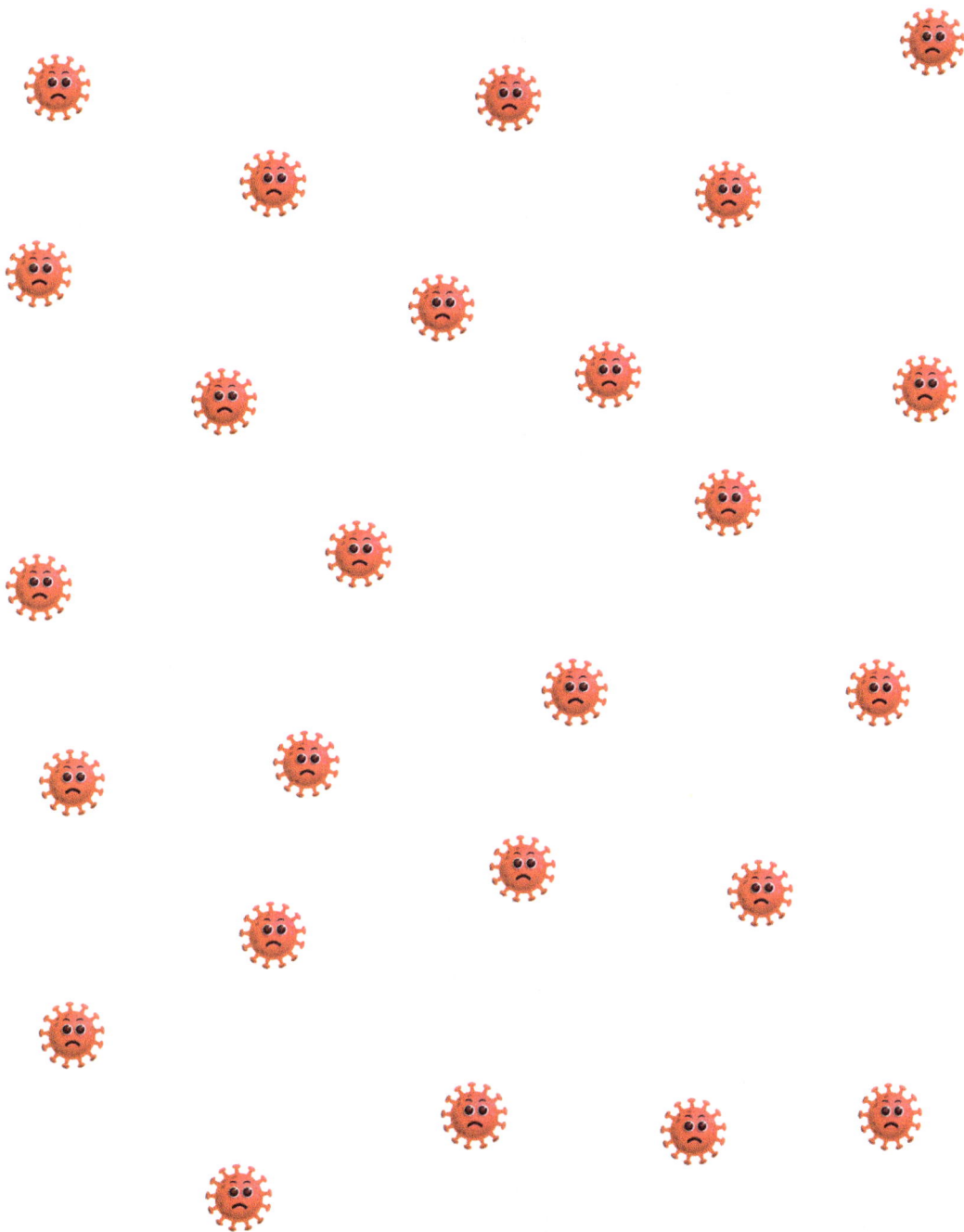

Wenn du deine Hände nicht mit Seife und Wasser waschen kannst, hilft Händedesinfektionsmittel mit 60% Alkohol. Vermeide es, dein Gesicht zu berühren, nachdem du deine Hände desinfiziert hast.

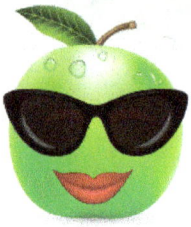

Wieso ist es Gut viel zu trinken wenn man Krankheiten Bekämpfen will?

Kreise in jedem Kästchen das Kind ein, das am meisten Wasser getrunken hat.

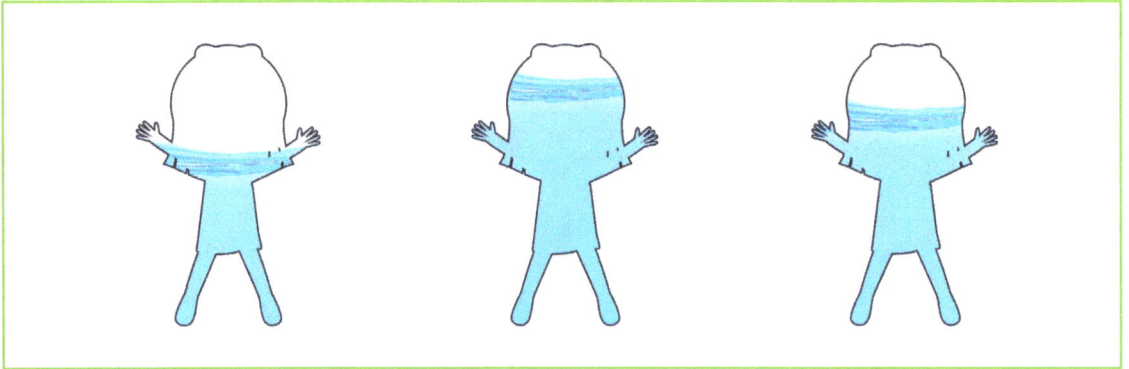

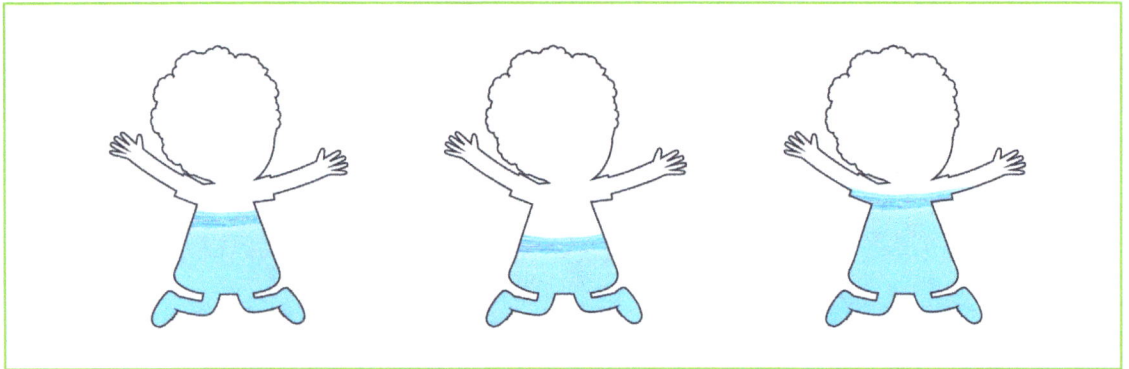

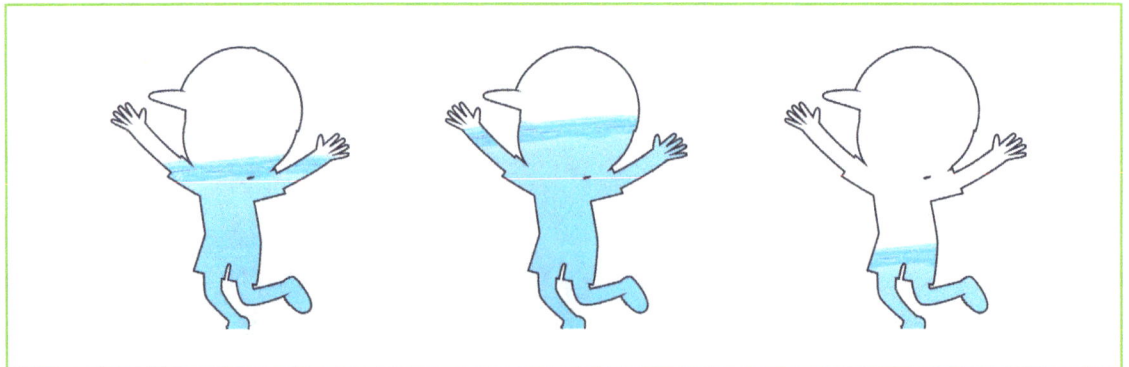

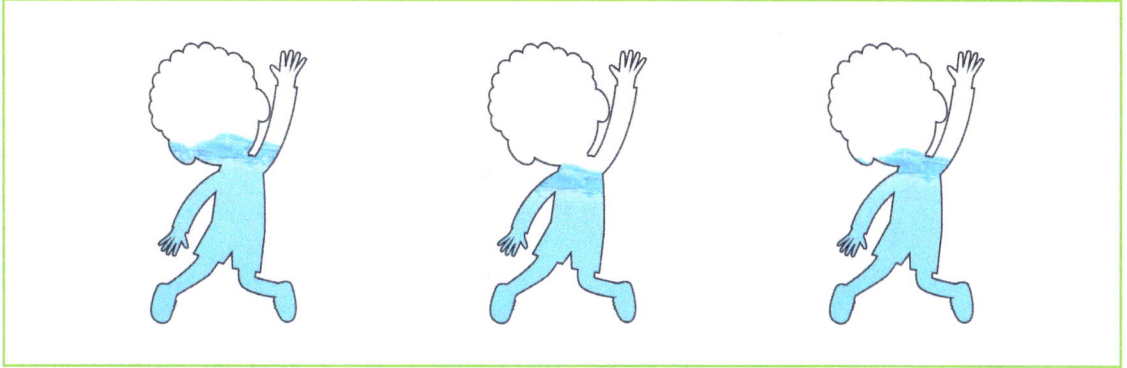

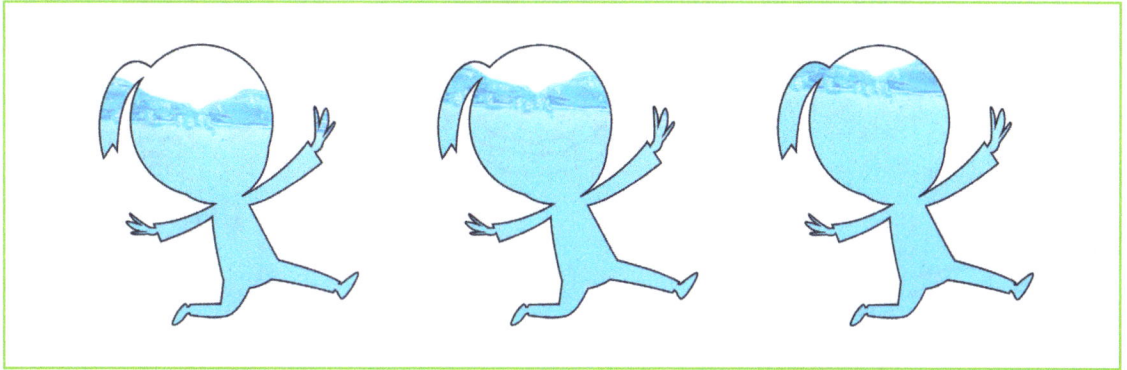

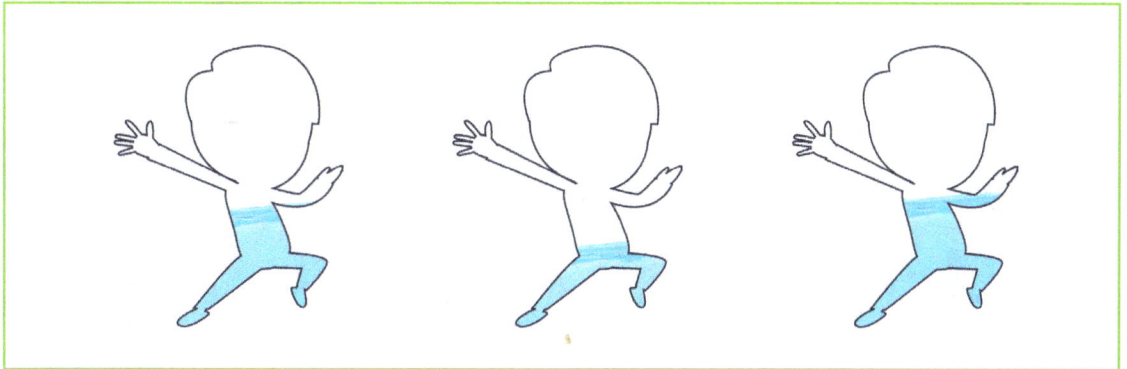

Wasser transportiert die Nährstoffe durch deinen Körper und hilft dabei, die Abfallstoffe hinauszuspülen. Je nachdem wie groß du bist, solltest du bis zu 8 Gläser Wasser pro Tag trinken.

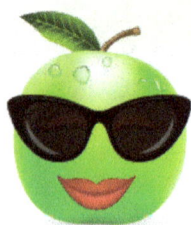

WAS MUSS ICH ESSEN UM GESUND ZU BLEIBEN?

Male die gesunden Lebensmittel aus und streiche die ungesunden Lebensmittel durch.

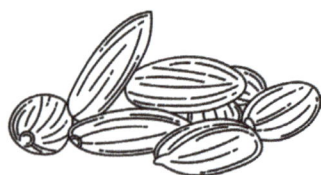

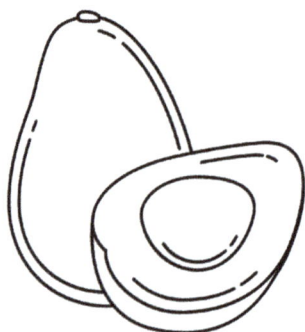

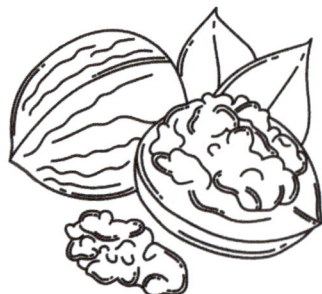

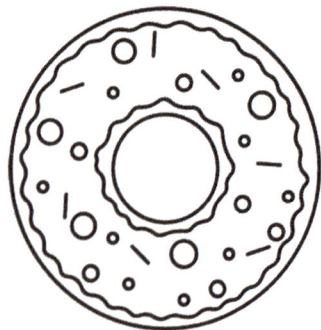

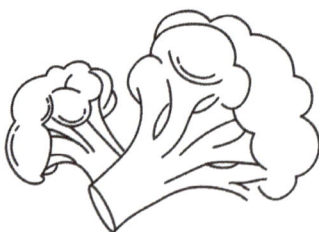

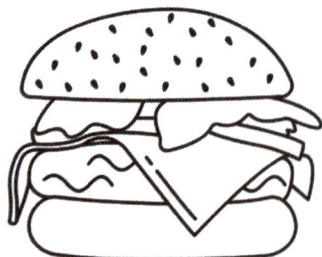

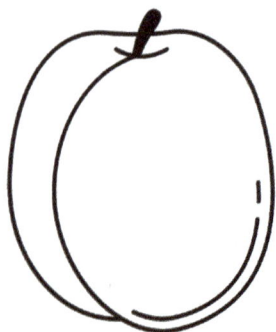

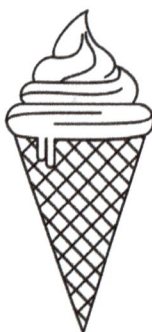

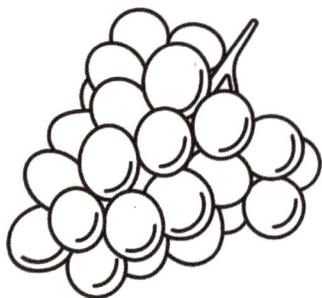

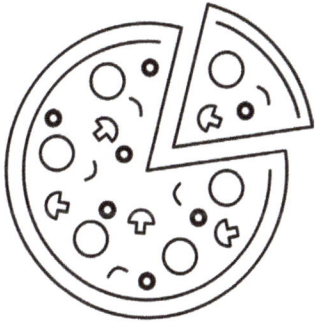

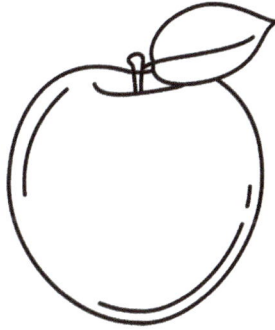

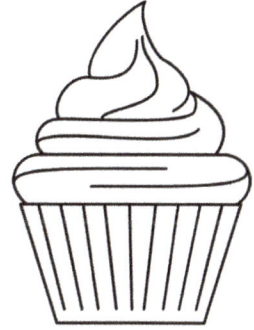

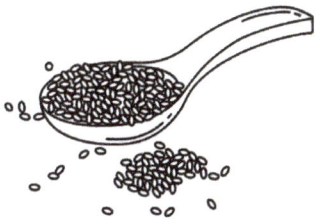

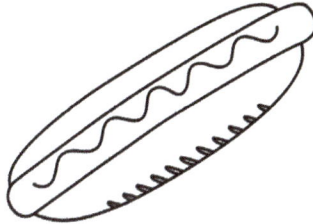

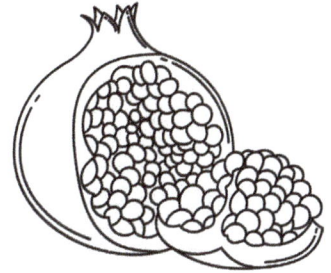

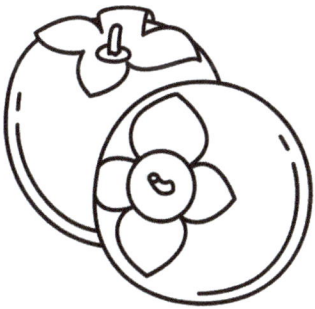

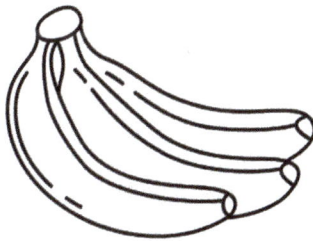

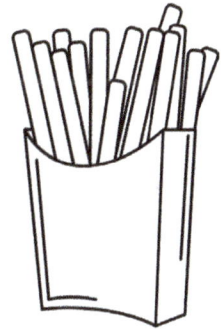

Du stärkst dein Immunsystem wenn du dich vorwiegend von Obst und Gemüse, fettarmer Milch, Fisch, Nüssen und Hülsenfrüchten ernährst.

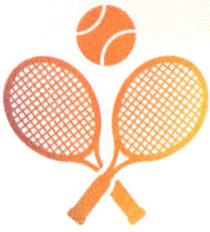

Warum sind Sport und Bewegung gut für mich?

Schreibe den Buchstaben des jeweils richtigen Schattens neben die Bilder unten.

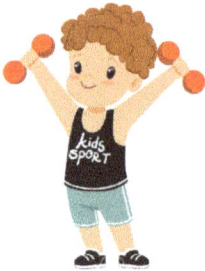

Schatten _____

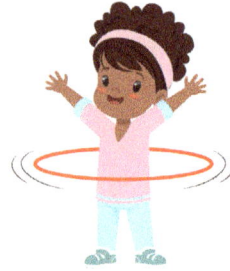

Schatten _____

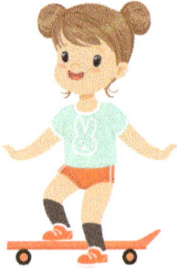

Schatten _____

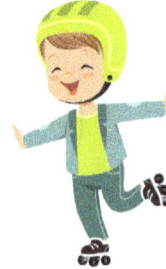

Schatten _____

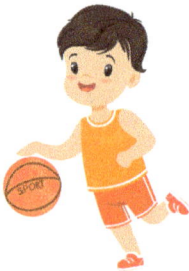

Schatten _____

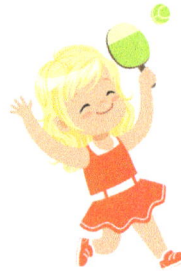

Schatten _____

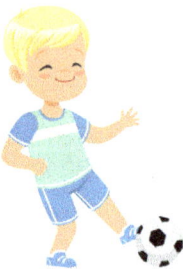

Schatten _____

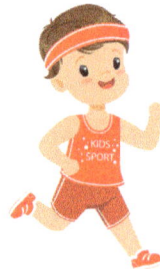

Schatten _____

A

B

C

D

E

F

G

H

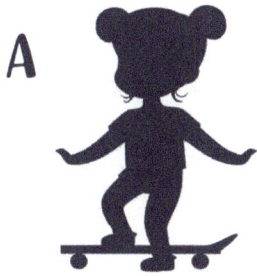

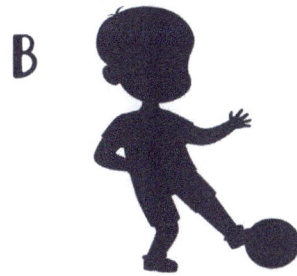

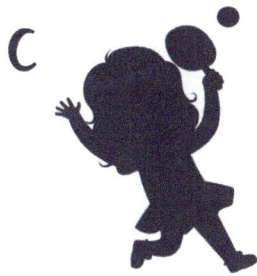

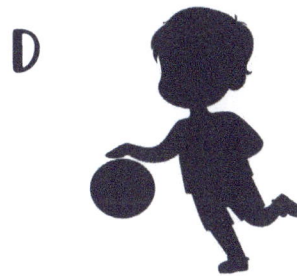

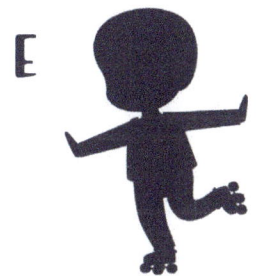

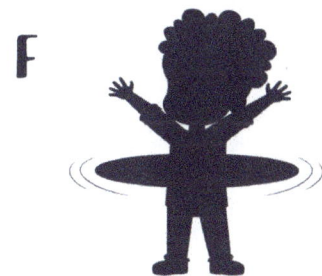

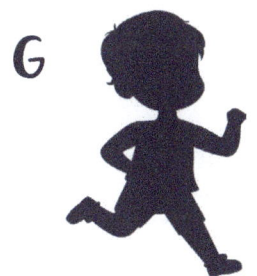

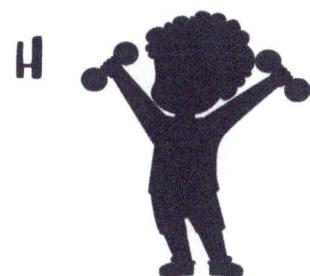

Regelmäßige Bewegung hilft deinem Körper Krankheiten abzuwehren.

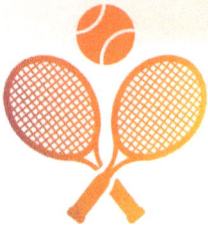

Was kann ich mit meinen Freunden spielen wenn ich Abstand halten muss?

Zeichne ein grünes ✓ in den Kreis um zu zeigen, welche Kinder beim Spielen genug Abstand halten, oder ein rotes X um zu zeigen, welche Kinder beim Spielen zu eng beieinander sind.

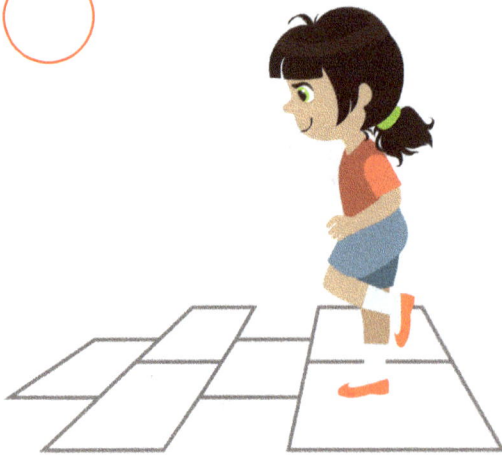

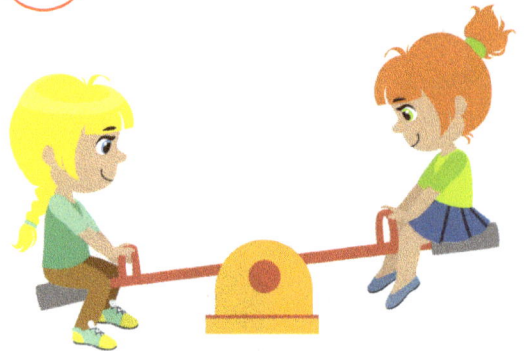

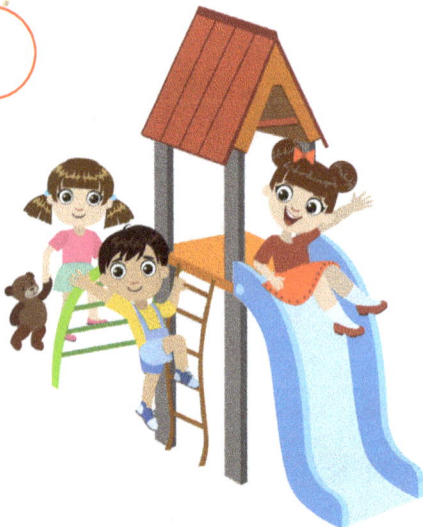

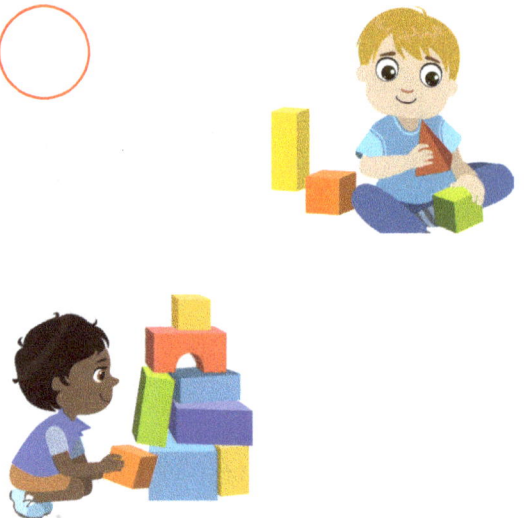

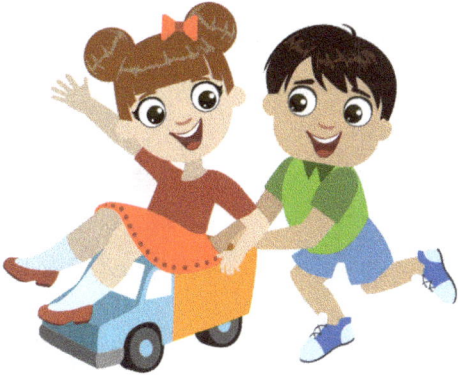

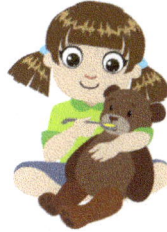

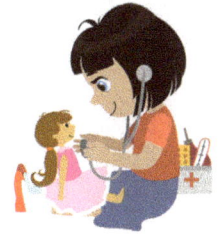

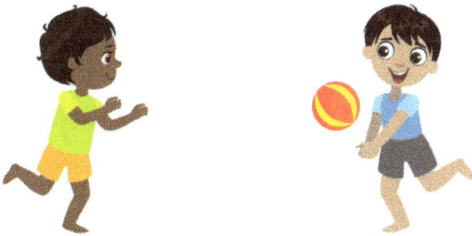

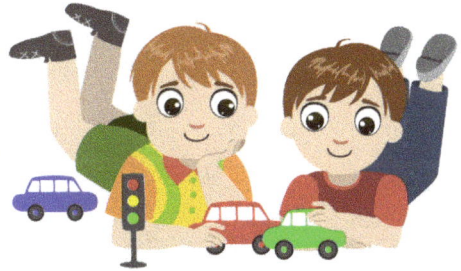

Sichere Spiele sind zum Beispiel Tennis, Tischtennis und andere Sportarten ohne Körperkontakt. Fangen spielen oder miteinander raufen sollte man lieber nicht.

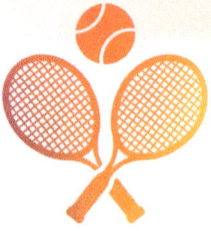

Wieviel Schlaf brauche ich, um gesund zu bleiben?

Zeichne eine Linie zwischen einem Kind und dem dazugehörigen Bett.

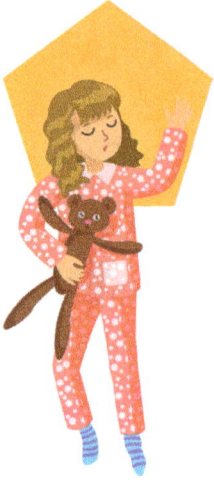

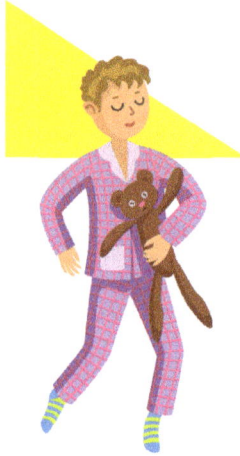

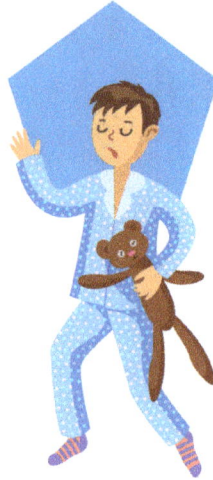

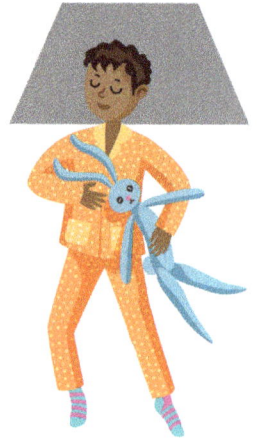

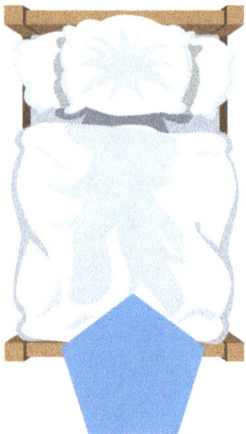

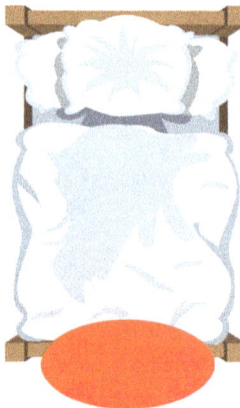

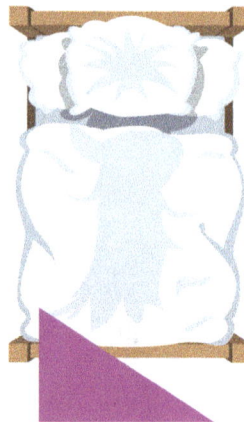

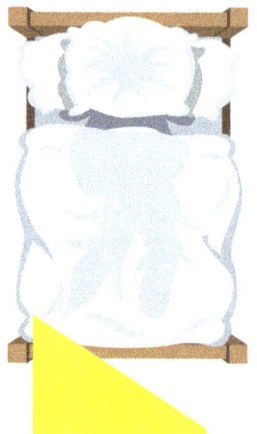

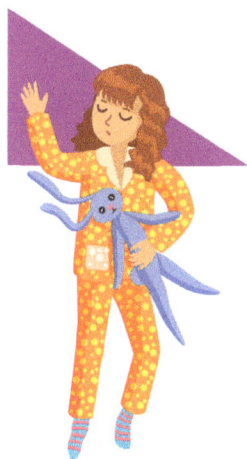

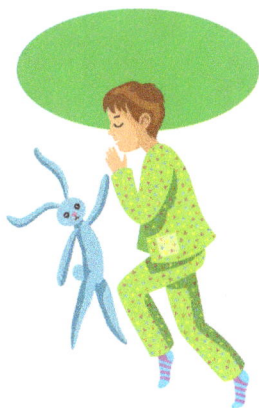

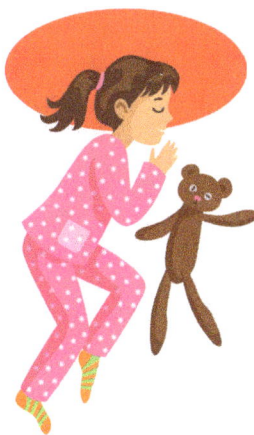

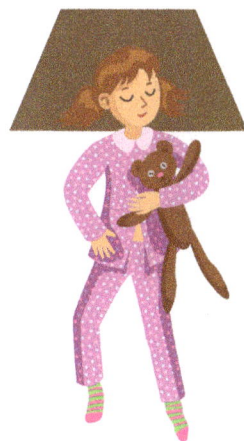

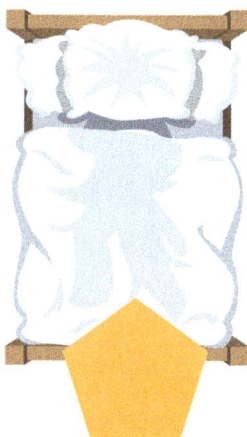

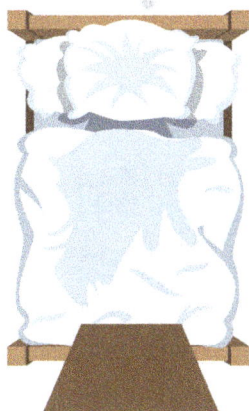

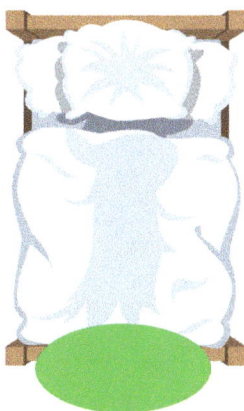

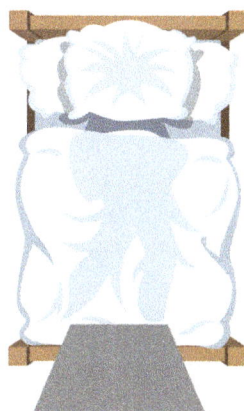

Während du schläfst, schöpft der Körper neue Energie und hält so auch dein Immunsystem stark. Je nach Alter und Größe solltest du jede Nacht zwischen 8 und 11 Stunden schlafen.

www.ingramcontent.com/pod-product-compliance
Lightning Source LLC
Chambersburg PA
CBHW080603030426

42336CB00019B/3312